コロナ禍の声を聞く

大学生とオーラルヒストリーの出会い

安岡健一［監修］
大阪大学日本学専修「コロナと大学」プロジェクト［編］

HANDAI Livre 077
大阪大学出版会

目次

凡例

一、本書の語りは、次の三つの資料から収録した。

第一章

『同時代研究 第三集「緊急事態」を記録する』(二〇二〇年九月発行)に収録された二〇二〇年度大阪大学文学部日本学専修文化交流史演習記録

第二章

『同時代研究 第四集 コロナと大学』(二〇二一年九月発行)に収録された二〇二一年度大阪大学文学部日本学専修日本文化学演習記録

第三章

二〇二二年一一月四日(金)~一一月六日(日)に開催された大阪大学の大学祭(まちかね祭)において出展したブース「コロナ禍の声を聞く」で収集したインタビュー記録

いずれも、大阪大学文学部日本学専修の学生を中心に構成される「コロナと大学」プロジェクトが編者となり、聞き取り内容を選定した。その際、語りを一部抜粋したほか、本書全体で表記を統一し、誤植等は修正している。語りを省略した際には文脈に応じて(略)の記号を付した。写真等の図版は適宜追加・削除を行った。掲載にあたっては、語り手と聞き手それぞれに改めて承諾を得た。

一、聞き取り内の発言については、なるべくそのまま収録することを目指し、語られた内容の文脈についての補足、内容へのより詳細あるいは正確な記述が必要と思われる箇所には監修者(安岡健一)および編者が〔 〕によって説明を補った。また、各語りの前後に、当時の状況や語り手、聞き手の関係性についての編者による説明も追加した。なお、第二章の各聞き取りの冒頭に付した聞き取り以外の概要は上記書誌からの引用となる。

一、原則として、語り手、聞き手は申し出があった場合を除き、可能な限り語り手、聞き手本人の氏名を掲載した。第一章においては、上記のほかに語り手の生年、聞き取りの日時、場所を併記した。第二章においては、語り手、聞き手の氏名、収録当時の語り手の年代あるいは年齢、聞き取りの日時、場所を記載した。第三章においては、語り手、聞き手の氏名のほか、収録当時の語り手の年齢、職業・身分を併記した。いずれも、必要に応じて固有名詞を仮名にするなどした。

はじめに
——コロナ禍のオーラルヒストリー

安岡健一

本書は、大阪大学文学部の学生たちと日本現代史の研究者である安岡が、コロナ禍のオーラルヒストリーに取り組んだものである。オーラルヒストリーとは、個人の直接的経験を聞き取りを通じて記録し、研究する方法である。過去に関わる語りには、何世代にもわたって受け継がれてきた伝承や民話も含めさまざまな形態がありえるが、とくに本人の経験の記録に重点をおくのがこの方法の特徴である。

オーラルヒストリーと聞くと、戦争や災害の記憶や、かつての暮らしや生業の思い出話を高齢者が語ったり、あるいは著名な政治家・官僚や実業家が回顧したりすることを連想する人も多いだろう。しかし、オーラルヒストリーが聞く対象とすることがらは実に多種多様である。後にも述べるように二一世紀に入ったころからは、大きな出来事の渦中に語られる声を記録する実践として対象を広げる潮流があり、本書もその一つとして位置づけられる。

オーラルヒストリーには文書に残らない事実に迫る大切な役割もあるが、人びとの語りの意義は、過去の事実に関わることに限られない。語り手の揺れ動く感情や記憶、ものの見方や身振りといった、量的に計測しづらいけれども、人間に備わる主観的な側面に触れ、より深く人間を理解するための方法である。そこでは、勘違いや記憶違いさえも重要な意味を持ちうるものとして、検証のまえにまず尊重される。

コロナ禍では、すべての人が何らかの影響を受けた。これが歴史的な出来事であることに疑いを持つ人は少ないだろう。しかし、どのように歴史化されるべきかをめぐっては、考え方に大きな幅がありそうだ。

私たちが経験したこの出来事の叙述を、ただ未来に委ねるだけでよいのだろうか。時が経過して「現在」が「過去」になるプロセスで、さまざまな事柄が消失していく。消えてゆくものと残るものとの境界は常に曖昧だ。だからこそ、能動的に同時代にかかわってゆくことは探求の一つの形である。国のコロナ対策などで枢要な役割を果たした人のインタビューはすでに刊行されつつあり、そうした記録は当然重要である。一方で、そのままでは記録されずにすまされる声もある。そのような語りを残し、共有することを本書では試みたい。

本書の特徴

ここに収めた語りは大きくわけて二種類の資料から編集された。一つは、大阪大学文学部の専門演習で制作した報告書（図1）である。後に詳しく述べるが、私の所属する文学部日本学専修ではオーラルヒス

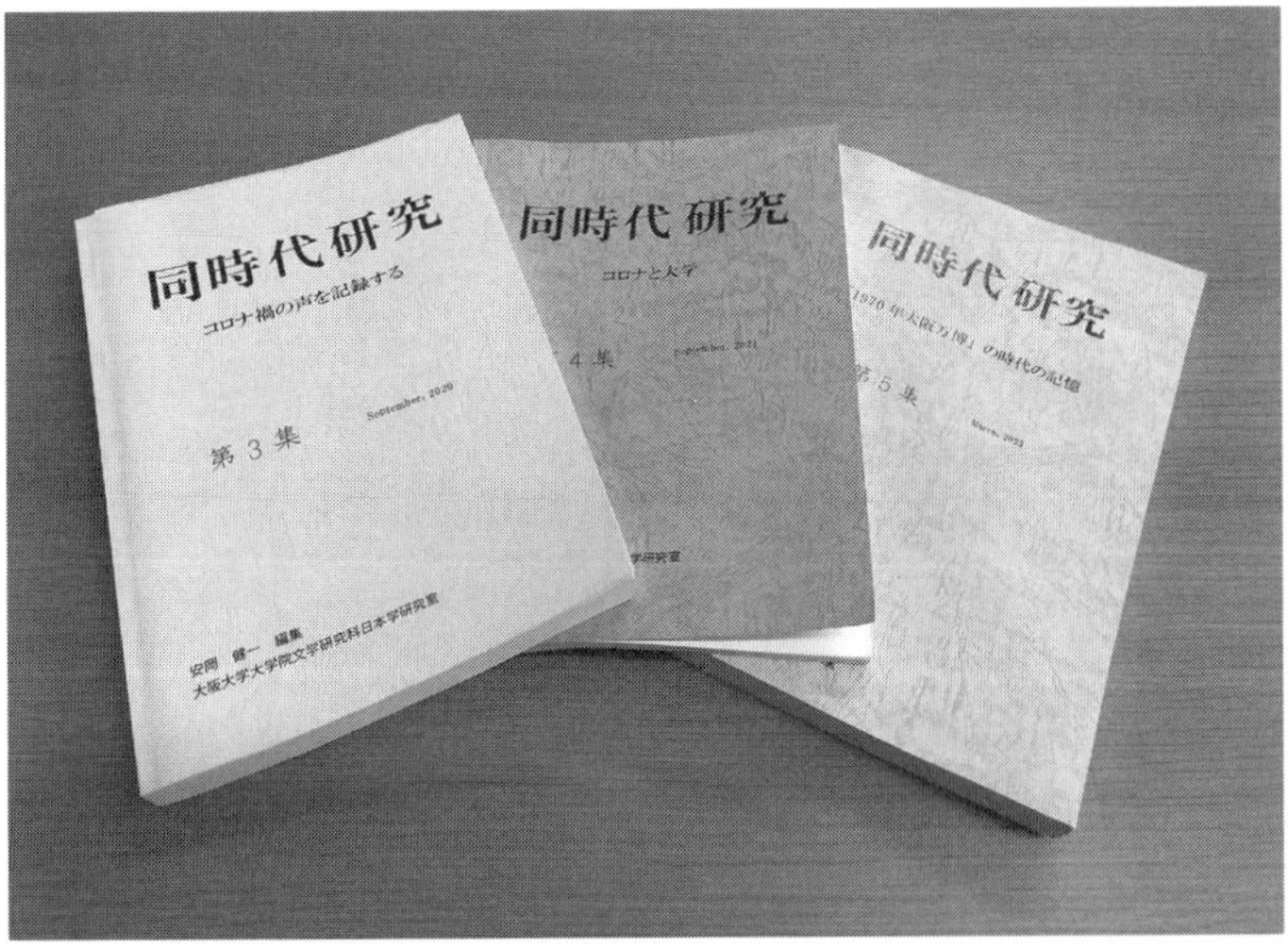

図1　コロナ禍に作成した聞き取り報告集。『同時代研究』第３〜５集。

トリーを学ぶ授業を毎年開講している。その年ごとにテーマを定めておこなっており、二〇二〇年度そして二〇二一年度にはコロナ禍を記録することを目指して、書き起こしを収録した報告書を作成した。これらの報告書は、基本的に語り手と演習参加者、それと協力していただいた関係者に共有されるほかは研究室内部で保存する資料として作成しており、一般に配布・刊行していない。もう一つが、二〇二二年度の大学祭で実施した聞き取りである。

　語りを聞くフィールドにしたのは、私たちの学ぶ大阪大学である。オーラルヒストリーのプロジェクトは、特定のコミュニティと結びつくことも多い。関係者の方以外も本書を手に取ってくれることを考えると、この聞き取りの場について簡単に共有しておくことにも意味があるだろう。大阪大学は、江戸時代の大坂で町人たちが作り上げてきた学びの場である懐徳堂と適塾にその精神的源流があるとされる。[1] 一九三一年に大阪帝国大学として創立され、一九四九年に新制大学として再出発した。現在は、一一学部と一〇の研究科、その他さまざまな独立研究科や附置研究所を持ち本部は大阪府吹田市にある。二〇〇七年一〇月に大阪外国語大学と統合したことで、学生数約一万五〇〇〇人、大学院生数八〇〇〇人と国立大学最大規模となった。文学部は一九四八年に設置された法文学部が改組され、新制大学となったのと同じ年に創設された。学生数は現在約七四〇名でキャンパスは大阪府豊中市にある。日本学専修は、日本研究への関心が国内外で高まっていた一九七四年に大学院文学研究科に日本学講座が設置され、その学部組織として一九八六年に、国立大学のなかでもっともはやく文学部日本学科が設けられたのが起源である。学際性と国際性、そして学生の主体性を重んじる研究室を目指している。

本書の編集にかかわったプロジェクトメンバーは、二〇二一年度の演習受講者を中心とする一三名で、日本学専修以外の学生も参加している。ほとんどの学生が、オーラルヒストリーという手法に演習をつうじて初めて触れることになる。彼・彼女らは、二〇一九年度、二〇二〇年度に大学に入学した、まさにコロナ禍によって学生生活に甚大な影響を受けた世代である。他者と距離を取り、口元を覆い続けることを求められた時代の中だからこそ、たとえリモートであったとしても人の話に耳を傾け、記録した音を聞きなおして文字に置き換えることの難しさと面白さを鋭敏に感じ取る学生が多かったのかもしれない。あるいは、インタ

[1] 大学の歴史については高杉栄一、阿部武司、菅真城編著『大阪大学の歴史』大阪大学出版会、二〇〇九年を参照。

ビューをする、という目的でこれまで知らなかった誰かに積極的に会いにゆけることの意味も、この時代を経験したからこそ痛感するのかも知れない。いずれにせよ、このプロジェクトに参加した学生のほとんどは報告書をまとめるまでの一連のプロセスでオーラルヒストリーという方法と出会い、その意義を実感した。もちろん、コロナ禍の受け止め方はそれぞれである。しかし、共有しているのは、この事態を語る声を記録したいという意思である。

学生たちは、編集の過程で自分たちが参加する前の二〇二〇年度の報告書も繰り返し読み込み、どの語りを収録するか検討し、また、その語りのどの箇所を抜粋するかを精選した。さらに、対象となった語り手と聞き手に掲載の許諾を得るために連絡をとり、必要であれば追加で聞き取りもおこなった。そして、一つ一つの語りに要旨とコメントをつけることを通じて、いっそう深く語りに向き合った。本書は、学生たちが単に一方的にコロナ禍という異常な状況に巻き込まれただけでなく、人の語りに耳を傾け記録を作るという能動的な行為によって、状況に向き合ってきた痕跡でもある。編集にかかわった学生たちの声は本書の「おわりに」においてまとめた。

ここに記録した語りが直接共感につながることもあれば、あるいは逆に、ここには自分や大切な人の声が無い、と思う方も少なくないだろう。私たちはかろうじて留めることができた声をもとに編集をすすめており、網羅性はもちろんのこと、典型性や代表性といった点も必ずしも重視していない。私たちがここで示したかったのは、一人ひとりの声が記録され共有されることの意味である。コロナ禍の声を聞く営みはこれからも続くので、ぜひ今ここに無い声をともに記録できればと願う。

コロナ禍と大学

本書の語りを位置づけるために、コロナ禍の展開についてごく簡潔に振り返っておきたい。

二〇一九年一二月三一日、中国は内陸部の巨大な都市、武漢で確認された未知の感染症について世界保健機関（World Health Organization、以降はWHO）に報告した。この翌日、二〇二〇年の正月にその後の事態を予想できた人はほとんどいなかっただろう。一月上旬、この感染症が新たなコロナウイルスによるものであることが特定された（severe acute respiratory syndrome coronavirus 2; SARS-CoV-2）。その後、人から人へ感染することが認められたのとほぼ同時に、一月二三日をもって中国は武漢市を封鎖した。すでに感染は拡大しつつあり、WHOは一月三〇日に「国際的に懸念される公衆衛生上の緊急事態」を宣言した。二月一一日にコロナ（Corona）、ウイルス（Virus）、病気（Disease）という単語と、報告された年である二〇一九年からとって「COVID-19」と名付けられたこの病に伴う国際的な緊急事態は、二〇二三年五月五日に宣言が解除されるまで約三年に及んだ。

日本では二〇二〇年四月七日に七都府県に緊急事態宣言が出され、一六日には全都道府県に拡大された。「生命の維持を必要とする外出」以外の外出、および人の集まるイベント全般が自粛を求められた。それからは感染の拡大と収束にあわせるように地域ごとに解除と再宣言が繰り返され、地域によっては最大四回の緊急事態宣言が出された。

先に二〇二三年五月現在までの結果を確認しておくと、この間、日本ではのべ三三〇〇万人以上がこの感染症に罹患し、約七万五〇〇〇人が亡くなった。世界では約六億七〇〇〇万人が感染し、七〇〇万人が命を落とした。感染による個々人の身体への影響に加えて、感染対策が国際関係やそれぞれの国家や社会、また個人レベルの関係性にもたらした影響には絶大なものがある。本書では、病そのものだけでなく、病への対応も重要と捉え、それらの対応を含めた一連の出来事を指してコロナ禍と呼ぶ。

再び二〇二〇年の年初に戻ろう。一月一四日、神奈川県内の医療機関から武漢滞在歴のある肺炎患者が報告され、翌日に一例目として確認された。引き続き下旬には渡航歴の無い人の感染が確認された。月末に武漢からチャーター便で日本国民を帰国させる措置がとられた。このころは、まだ中国にマスクをはじめとする支援物資を送ることができていた。

二月一日に新型コロナが「指定感染症」とされた直後、クルーズ船「ダイヤモンド・プリンセス号」内での感染が明らかになり、報道がいっそう盛んになった。「過去にない未曽有の事例」[2]であり、下船して移動する人への対策や、対応のため船内に入った人の感染が相次ぐなど、感染症対策上のさまざまな課題が浮上する様子がリアルタイムで共有されていった。

[2] 山岸拓也ほか「ダイヤモンド・プリンセス号新型コロナウイルス感染症事例における事例発生初期の疫学」国立感染症研究所、『IASR』四一巻七号、二〇二〇年。

初期の公的対応では「経路追跡」と併せて「水際対策」が重視された。まず中国・韓国からの移動が制限され、のちに世界中との移動が強く規制されるに至った。これは他国においてロックダウンを含む、強力な移動制限が実施されるのと並行してのことだった。このため、国境を越えて学んでいた留学生たちは、本国と滞在先の両方の状況を踏まえた決断を迫られることになる。海外から日本への留学を決めていた人は、この後長きにわたって入国ができず、留学生の受け入れは滞った。二〇二二年を迎えても事態は改善せず、同年二月には国立大学協会が入国緩和の必要性を訴える異例の談話を発表している。大学改革のなかで推進されてきたグローバル化とは何かということが問われた期間であったといえる。

外とのかかわりだけでなく、内側においてもコロナ禍が浮き彫りにしたことは大きい。日本では、行政的な罰を伴う強力なロックダウンは回避され、「自粛」が求められた。それは一面で、逸脱者への制裁が市民社会に委ねられたことを意味する。マスメディアでは学生の移動が感染を拡大する例が事細かに報じられ、大学への抗議も多発した。現状認識や対策のための対話よりは、「自粛警察」「不要不急」といった寒々しい言葉とともにやり場のない感情がSNSに踊った。

感染対策に緊張しながら入学試験を終えた大学にとって、WHOからパンデミック宣言が出された三月はちょうど年度の節目である。これに先立ち二月末に、政府は全国の小中学校・高校・特別支援学校に臨時休校を要請する考えを表明していた。政府内でさえ異論が少なくないなか、いまだに感染者がゼロの地域もふくめ、三月頭から一切の関連行事などを不開催とし、春休み期間まで休校に入った（のち、緊急事態宣言により延期)。

大学の判断は国立大学法人も含め、各大学に委ねられており、大阪大学では総長、理事、専門家などが構成する新型コロナウイルス対策本部が設置された。授業が実施できるのか、実施できるならどのようにするべきか、対応が模索された。五月の大型連休明けまでの休講を決める大学もあるなか、大阪大学は四月九日から全面オンライン授業へと移行することが三月末に決定された。ただし、四月末までは「特別配慮期間」とし、新入生のみ四月二〇日から開講として、それに先立ってユーチューブに「阪大ウェルカムチャンネル」が開設され情報提供が試みられた。

オンライン授業の実施にあたっては、教員・学生双方の対応にそれぞればらつきがあり、通信手段の確保の段階から多くの混乱があった。授業の形態についても試行錯誤があり、全国の大学教員がSNSを介してネットワーク化する動きも活発になった。

阪大では、大学に関わる諸活動を①講義・授業②教員・研究活動③事務職④会議等⑤学生の入校⑥課外活動の六つに分類し、それぞれの活動レベルを全体的に調整する「大阪大学の活動基準」を策定し、運用した。これまで当たり前であった「通学」は当たり前ではなくなり、サークルおよび部活動といった課外活動も全面的な制約を受けることになる。

大阪では二月下旬に発生したライブハウスでの感染事例が大きく報じられるなかで、感染者「クラスター(集団)」の発生抑止と発見、経路追跡が大きな目標となり(二月末には厚労省にクラスター対策班が設置された）、「三密（密接・密集・密閉）」対策という スローガンで人と人が集まる機会そのものが社会的に激減した。[3] その状態で迎えた新年度には、学生の住まいや食をめぐる議論や授業料をめぐる議論がネット上などで多く交わされた。五月末までに、阪大では授業料減免などを含む経済支援を決定したが、その背景には緊急事態宣言が全国に拡大されていく過程で、他の大都市圏とともに「特定警戒都道府県」に指定され、特に重点的に感染拡大の防止に取り組むことが要請されていたこともある。

それでも暮らしと学びの困難は解消されたとはいえず、大学以外の学校で休校期間が終わり、通勤規制も緩和される中、登校が認められない大学生の複雑な心情は、ツイッター上で「#大学生の日常も大事だ」というメッセージと併せて数多く発された。こうした状況を受け、二〇二〇年度の後半にもなると、大学での対面授業の再開が文部科学省から強く要請されるようになる。ところが感染拡大と収束が繰り返されていたため、教育・研究現場から戸惑いが消えることは無かった。

二〇二三年五月、新型コロナウイルス感染症は、感染症法で定める「5類」感染症として、季節性インフルエンザなどと同等に扱われることとなり、対策もそれにあわせて大きく姿をかえた。感染者数の多い地域＝大阪では厳しい対策が続けられてきたが、すでに大学では、二〇二一年度から「対面授業」の再開に向けての動きが本格的にすすめられていた。大阪大学でも五月半ばについに活動基準は0レベル とされた。

[3] 「3密」概念については、田中重人「「3密」概念の誕生と変遷：日本のCOVID-19対策とコミュニケーションの課題」『東北大学文学研究科研究年報』七〇号、二〇二一年を参照した。

今後の感染拡大に警鐘を鳴らす専門家もいるなか、社会の動きは大きく「平常」へと向かいつつある。しかし、この「平常」は、「異常事態」をくぐり抜けて形成されたものである。

たとえコロナ禍に私たちが経験したことの全てをはかり知れないとしても、理解するための努力を放棄することはできない。二一世紀に入ってからだけでも、二〇〇二〜二〇〇三年のSARS、二〇〇九年の新型インフルエンザの流行が見られたように、これからも新たな感染症を経験するであろう。そのときに、コロナ禍の現在はどのように振り返られるだろうか。理解のためには、まず記録が必要である。

記録する営みの展開

これから書かれる現代史のためにもコロナ禍は記録される必要がある。それもできるだけ多種多様なかたちで。以下では、本書の課題を歴史的記録という観点から位置づけておきたい。

歴史学の専門学会である歴史学研究会が編さんした『コロナの時代の歴史学』(積文堂出版、二〇二〇年一二月)のなかで、感染症史の専門家である飯島渉はさまざまな記録をどのように残していくのかを「歴史学の課題」と明記している。監修者もまた、現代史研究者としての同時代への応答と位置付けている。[4]

これまでにも感染症の大規模な流行の際には記録が作成されてきた。日本でも三八万人を超える死をもた

[4] 資料保存に関わる研究者、実務者、市民により共通の問題意識があり、地方史研究協議会編『「非常時」の記録保存と記憶化―戦争・災害・感染症と地域社会―』岩田書院、二〇二三年からその広がりを知ることができる。

らした二〇世紀の「スペイン風邪」の流行——一九一八～一九二一年の三年超にわたった——については、内務省衛生局編『流行性感冒』が良く知られている。しかし、同書はすでに絶版となっていたことから、感染拡大初期に版元の平凡社から無料でオンライン公開され、多くの人の目に触れ読み直され、その記録性が注目された。

今回のコロナ禍においては、どうだろうか。日本政府は、二〇二〇年三月一〇日に、新型コロナウイルス感染症に係る事態を、公文書管理でいう「歴史的緊急事態」に該当するものとし、公文書などの保存については、政策の決定や了解を伴わないものも含めて、記録を作成するものとした。しかし、これらはもっぱら公的機関にかかわるもので、民間についてではない。

国際的にみると、アーカイブ関係者の動きは迅速であった。また、オーラルヒストリー関係者の動きもはやかった。オーラルヒストリー関係では、出来事の渦中に聞き取りをする取り組みが二〇〇一年九月一一日の米国同時多発テロ事件がきっかけに盛んになったとされ、その後ハリケーン・カトリーナや「ウォール街を占拠せよ！」運動などさまざまに応用されてきた。こうした動きを「応急的な反応の記録（Rapid Response Collecting）」と呼ぶ。[5] こうした蓄積をしてきた経験から、コロナ禍においても動きは迅速だっ

[5]　コロナに関するオーラルヒストリープロジェクトでRapid Response Collectingを明示的に採用している例として、次のような文献があげられる。Kelly, Jason M, The COVID-19 Oral History Project: Some Preliminary Notes from the Field, *Oral History Review*, vol. 47, no. 2 (2020), pp. 240-252.

たし、さらに今回は多くの分野からの研究者の参加がみられた。

対面でのインタビューを基本とするオーラルヒストリーにおいて、人と会う機会が失われるということは致命的な事態である。学協会は急きょリモートでのオーラルヒストリー実施の方法についてもリリースし、インタビューを止めない方法を映像などで提供した。

現在までに、いくつもの地域の大学や博物館、図書館などで、コロナ禍のオーラルヒストリーが取り組まれている。その成果のうちの代表例として、*A Journal of the Plague Year*（一六六五年のロンドンにおけるペストの流行をダニエル・デフォーが一七二二年に作品化したタイトルを元にしている）として聞き取りをまとめているアリゾナ州立大学の実践があげられる。

この他にも、オーラルヒストリーの収集の長い歴史を持つ英国図書館では、折から実施していたＮＨＳ（National Health Service、イギリスの国民保健サービス）七〇周年の聞き取りから派生するかたちで、新型コロナの対策にあたった医療関係者へのオーラルヒストリーを実施し、貴重な記録を残している。

日本ではどうだろうか。日本の場合、新型コロナ関係の記録にむけて率先して動いたのは、少数の地域の博物館であった。北海道の浦幌町立博物館、および大阪府の吹田市立博物館は、担当学芸員の熱心な努力により、コロナによって生じた「モノ」資料の収集に取り組み、全国的にも注目を集めた。吹田市立博物館では「一〇〇年後の人々に新型コロナ関連の資料や証言を残す」をキャッチコピーとして掲げつつ、はやくも二〇二〇年七~八月にはコロナ関係資料の展示を行うなど、積極的に収集資料を活用している。[6] 山梨県立博物館でも新型コロナ関係のモノと証言を収集している。[7]

また、大学での実践として注目されるのは、関西大学を拠点として二〇二〇年四月にはやくも発足した「コロナアーカイブ@関西大学」である。コロナ禍での写真や体験文などを地図情報と併せて収集・記録し、可視化する営みは、日本におけるデジタル・ヒストリーの実践として挑戦的であった。[8] 主たる担当者が退職する二〇二一年度をもってプロジェクトは節目を迎え、現在では同大学の博物館および年史編纂室が資料の長期保存にあたっている。

この他、各地の大学において授業などを通じてまとめられた記録がある。管見の限りで最もはやい事例は、関西学院大学の金菱清が刊行した『新型コロナ interviews: 市井の人々はいかに生き抜いたのか』(デザインエッグ社、二〇二〇年)である。同書は二〇二〇年前期の大学授業を活用し、学生による聞き書きをまとめた。また、留学先から帰国することになった文部科学省の海外留学支援制度を利用した学生らが中心と

[6] 五月女賢司「新型コロナ資料の収集と展示」、『日本史研究』七〇五号、二〇二一年五月、七五頁。
[7] 山梨県立博物館ウェブサイト。http://www.museum.pref.yamanashi.jp/3rd_news/3rd_news_news220226_corona.html
[8] 菊池信彦「未来で「歴史」にするために:コロナ禍におけるデジタルパブリックヒストリー」『情報知識学会誌』三〇巻四号、二〇二一年、四一九—四二六頁、およびNobuhiko Kikuchi, Practices and Challenges of Popularising Digital Public Humanities during the Covid-19 Pandemic in Japan, Anne Schwan and Tara Thomson (ed.), *Palgrave Handbook of Digital and Public Humanities*, 2022, Palgrave Macmillan Cham, pp. 257-274. を参照。

なって手記などをまとめた『コロナ禍を生きる大学生』（昭和堂、二〇二二年五月）では大学生自身の手記が一定の厚みで読める。それ以外にも、教員がそれぞれの責任の範囲でなしうる授業実践という形態で、筆者の知る範囲では琉球大学や愛媛大学、早稲田大学での取り組みがある。また、社会調査というレベルまで広げると、大阪大学の人間科学研究科で実践されたコロナ禍の社会意識の変遷に関する量的な調査がある。この他に、阪大の人間科学研究科の研究者によって二〇二〇年に実施された感染者・医療従事者へのインタビューも公開されている。[9] こうして集められた声は、本書もまたそうであるように、コロナ禍のごく一部の断片を捉えたものに過ぎないかもしれない。しかし、それにもかかわらず、後に歴史が書かれるためには、何らかの共有可能な資料に基づかねばならないという原則が変わらない以上、包括的ではないにせよ、少しでも多くの「一人ひとり」の資料が必要なのである。小さな部分から全体を見る、本書もそうした視座に貢献したい。

大阪大学文学部における取組みと本書の編集方針

最後に、本書の骨格をなす、大学におけるオーラルヒストリーの授業について紹介しておきたい。安岡は二〇一六年度から、文学部の専門科目である文化交流史演習を担当してきた。当初は文献調査を重視する演習

[9] 三浦麻子、村上靖彦、平井啓編『異なる景色：新型コロナウイルス感染禍に際する感染経験者・医療従事者へのインタビュー記録』調査報告書、二〇二一年。https://hdl.handle.net/11094/89370

であったが、二〇一八年度からオーラルヒストリーの実践を授業の中心にすえた。本専修では卒業論文のための研究や、大学院での研究のために聞き取りを実践する学生も多く、その基礎を身につけるためである。

二〇一八・二〇一九年の両年度は、キャンパスのある大阪府豊中市の教育を対象として、公立学校における在日外国人教育に取り組んできた教員や、地域で外国籍住民の支援に取り組んできた人、また外国籍市民に経験を語ってもらってきた。豊中の障害児教育は近年インクルーシブ教育の先駆的事例として注目されており、二〇二〇年度にはその関係の聞き取りを進めることを構想していた矢先のコロナ禍であった。

以下では、各年度の取り組みについて概要を説明したい。

(1) 二〇二〇年春夏

繰り返し述べるように、オーラルヒストリーの必須条件の一つが聞き取りである。授業の実施形態の確認が全学で進められた開講直前の段階では、対面が不可能でオンライン授業となるなら不開講にするほかないか、とも考えた。しかし、国際的なオーラルヒストリー関係者の努力に触れて、むしろこの状況を記録するべきだと目が覚めて、「「緊急事態」の声を聞く」をテーマに、コロナ禍の記録に授業で取り組むこととした。

それまでの年度には教員が語り手を探し、依頼して聞き取りを実施してきた。それは困難になったため、語り手も受講生自身が探すこととした。また、これまではグループでの聞き取りを基本としたが、教室でもどこでも集まることも出来ないので、個人で行うものとした。[10]

(2) 二〇二一年春夏

二〇二一年度は、まだ開講科目の少なくない部分はオンライン形態で実施されていたが、対面で演習を開催することができた。グループをつくり、それぞれの班で聞き取りを実施した。全体のテーマを「コロナと大学」と題して、前年は授業参加者とその関係者だけだった聞き取り対象を学内に拡大し、それまで面識がなかった教職員や学生に聞き取りを行うことができた。大学の安全基準の策定と運用にかかわる担当者や、学生の食や住まい、暮らしを支える大学生協のスタッフなどである。この他、大阪大学では二〇二〇年度の入学式は開催されなかった。そのため、二〇二一年度に二年度分まとめて開催するという措置がとられた。なぜ、どのような過程で異例の入学式が実現されるに至ったのか、その式に参加した学生自身が担当した大学職員に聞き取りをおこなった。

この年度から、聞き取った成果の発表会を開催することとした。これまでは報告書作成のみとしていたが、聞き取り成果を開かれた場で伝えることに意義があるのではないか、と考えたからである。報告書は基本的に文字起こしをそのまま収録することになるので、それを一つのまとまりとして捉え返すためには、

[10] 授業の一環として聞き取りを実施する際には、ハラスメントの予防および発生した場合の対処を考えても一対一関係ではない方が良いのではないかと考えている。

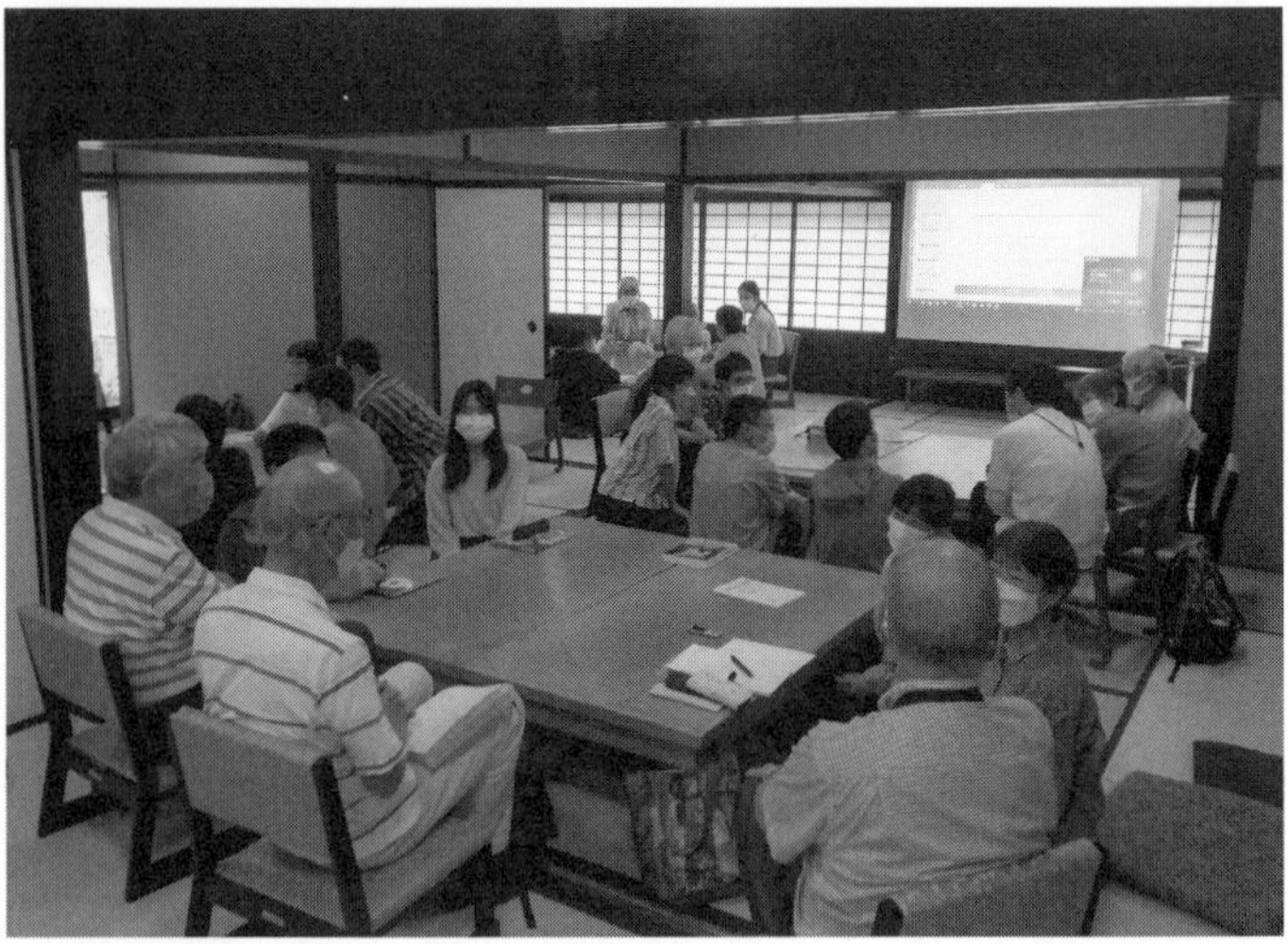

図2　浜屋敷での発表のあと参加者でグループにわかれ、あらためて万博について語りあった。

発表という形式を用いることが有益である。しかし、コロナ禍にあっては会をオープンにすることができず、学内でメディア関係者のみに限定した企画となった。当日の取材をもとにした記事は『朝日新聞』大阪版に掲載された（「「コロナと大学」学生が聞いた　阪大、授業で発表「裏にある思いを丹念に」」『朝日新聞』二〇二一年八月一二日朝刊一九面）。

(3)　二〇二二年春夏および秋

二〇二二年にはようやく地域での聞き取りを再開できた。主題はコロナからいったん離れて「七〇年大阪万博」の記憶をたどるものとした。コロナ禍で地域での聞き取りができなかった学生に、大学の外での出会いの面白さと難しさを体験してほしかったからである。すでに開催から半世紀がすぎた大阪万博をめぐる聞き取りは予想外の語りに多く触れることができて意義深いものになったのに加えて、聞き取り成果の発表会を通じて深まった地域との関係についても紹介しておきたい。

この七〇年万博の記憶については、単に聞き取りの報告書をつくって大学で保管しておくだけではなく、発表会を吹田歴史文化まちづくりセンター、通称「浜屋敷」でおこなうことにした。浜屋敷では、語り手の皆さんに来ていただき、各担当者から発表と会話の機会をつくり、地域に向き合うことの意義が改めて確認された。当日のあたたかな雰囲気は、地域住民の人が歴史の継承と発展のために大切に守ってきたこの古民家が持つ力にあずかっていたかもしれない(図2)。

この年、別の出版企画を通じて大阪大学出版会の編集者である板東詩おり氏と安岡が出会い、会話の過程でこれまでのコロナ禍のオーラルヒストリーの授業実践を書籍にまとめられないかというアイデアが煮詰まっていった。浜屋敷での会が終わった後、板東氏と学生と出版に向けた打ち合わせをしている際、大学祭で日本学のブースを出せないかと考えていた学生がいたことから、「StoryCorps」というアメリカでのオーラルヒストリー実践を参照し、学祭の場で聞き取りを実施することになった。

StoryCorpsとは、「あらゆるバックグラウンド」の人の語りを記録、保存、共有する活動に取り組むアメリカのNPOで、ラジオプロデューサーのデヴィッド・アイセイによって二〇〇三年に始められた。同団体のウェブサイトによると、これまでに六四万人以上がインタビューに参加し、世界最大の「声」のコレクションになっている。家族など身近な人同士での聞き取りや、公共空間にブースを設置して声を集めるなど、多彩な取り組みがみられるのも特徴で、語られた声は、アメリカの議会図書館などの公的な機関や同団体のオンラインアーカイブに保存されている。StoryCorpsで行われていた取り組みのうち、公共空間で声を集める手法に着目し、アレンジして大学祭で実践することにした。

こうして、二〇二二年一一月上旬に開催された「まちかね祭」では、コロナ関連の展示と、それぞれの経験を年表に張り付けていく年表づくりと、来場者への聞き取りを行った（詳細は第三章で述べる）。

編集方針について

本書の刊行が決まって以来、学生たちはミーティングを繰り返して本の編成や内容、形式をめぐって対話を続けてきた。監修者と編集者もそこにかかわり、互いの認識を共有してきた。

本書の編さんにあたっては、出来る限り実名で掲載することをめざしている。近年の研究では被験者保護の観点から、自然科学だけでなく社会科学も含めて匿名化・仮名化や研究終了後の資料の廃棄がいわれている。学問のあり方への反省から生まれてきた研究倫理の向上は必須である一方で、歴史学やジャーナリズムが基礎としてきた資料の事実性という側面を考えるとき、一人ひとりのかけがえのなさの証明でもある名前は極力掲載できるようお願いしてきた。

とくに、オーラルヒストリーにおいては、単なる実験者と被験者の間柄ではなく、聞き手と語り手は語りをつくる協働関係にあると捉える。それゆえに、やむを得ず匿名化する場合もあるにせよ、同じ創り手として名前を示すことに理念的な価値をおくのである。

このようなかたちで協力していただいた語り手・聞き手には感謝を申し上げるとともに、本書を手に取ってくれた皆様にあっても、どうかこの協力を尊重していただき、不当な利用を認めない雰囲気を醸成することに協賛していただければと願う。各人が自分の経験を、他者の権利を侵害しない限りで安心して公的に述べられること。そんな環境をつくる一歩としたい。

共に生きる基盤としての聞き取り

コロナ禍をすごして、もっとも印象に残るのは、さまざまな要望がまとまらずに断片化されてしまい、まとまって表面に浮かび上がることなく埋没してゆく様子だった。たしかに「対策」が決まり、物事が動いていくのだが、そこに生起するさまざまな声が具体的に交換される過程を見出すことは難しかった。沈潜する不満や諦念、各種のメディアで目にするイレギュラーに噴出する怒りに部分的に触れ、このこと自体が意味する重みについて考えざるを得なかった。

そんななか、この記録を本にしたいと思ったのは、二〇二一年六月一一日だった。たまたまその日キャンパスを歩いていると、聞き取りを終えたばかりの学生たちが声をかけてくれた。聞き取りに協力してくれた大学職員が、どれほど学生のことを考えてくれていたのかがわかったと幾分上気して伝えてくれる様子にふれて、大学で欠けていることを改めて自覚できた。それは、人の話を聞く、つまり問いかけることであり、また問いに応答して語ることである。対話は合意形成のためだけに必要なのではない。それぞれが成員であるということ、けっしてとりのこされていないことを理解しなおすプロセスとして必要なのだ。大学の原点が、教員と学生との協同組合であったという本質とも、そのことはかかわっているだろう。

二〇二三年春の大学キャンパスには多くの学生・教職員が行き交い、三年前の人気のない様子を思い出すのが難しいほどだ。現在の光景を嬉しく思いつつ、同時に極端な変化への戸惑いもある。

コロナ禍では、日本も含む各国で「分断」が語られた。格差だけではなく、よりきめ細かな分断を私たちは経験している。その最中に「公共」がいかにして可能なのか。問うことと、語ること、学ぶこと。それはもっとも根源的な共に生きる基盤ではないだろうか。

付記　本書の作成を進める過程で、国立大学法人大阪大学の運営費交付金から配分された教育・研究関連の資金を支出したほか、大学固有のプロジェクト予算として大阪大学グローバル日本学教育研究拠点形成プログラム「オーラルヒストリー資料の保存・公開・活用に関する共同研究」に対する総長裁量経費、および「大阪北摂地域を中心とした社会連携活動支援事業」の資金も活用した。また、安岡が研究代表者を務める科学研究費基盤C「戦後日本における「自分史」の展開に関する研究」で関連する調査を実施した。

第一章

「緊急事態」の声を聞く
――渦中の大学生が聞く・語る

二〇二〇年度聞き取りから

二〇二〇年の演習は、二九名が履修し、全てオンラインで行われた。三月二六日に新学期の講義はカレンダー通りにはじめるという総長からの通知があり、大慌てでオンライン授業のやり方を学んだ。大学教員のSNS上のグループに参加したり、ユーチューブで機材の説明を見たり、佐藤浩章の表現するところの「史上最大規模のFD〔ファカルティ・ディベロップメント〕」に追われた日々だった。[1]

四月最初の数回はオーラルヒストリーという手法について学ぶ期間としたため、実際に聞き取りをはじめるのは五月下旬以後になった。二〇二〇年五月は、ちょうど緊急事態宣言が解除されていく時期で、大阪も二一日には解除を迎えることになった。その後、七月から感染者数がふたたび増加に転じていくが、五月六月は感染者数が減少した時期であった。そのことは、語りの内容にどこか落ち着いた雰囲気を与えているかもしれない。今にして思えば、開始直後に一度記録をするべきだった。

聞き取りの協力者は自分で探すようにしたため、探せない人も多く出るのではないかと懸念したが、そうしたケースは例外的で、だいたいの場合自分で相手を探してきた。二年生以上が履修する専門科目のため、その点ではコロナ以前から一定のつながりを持っていた、ということだろう。また、家族間のインタビューも複数取り組まれた。

この章では、編集委員会が実際の聞き取りから一定の部分を抜粋し、それに学生みずからが解説と感想を付している。編集にかかわった学生たちの多くはこの時大学の一年生、もしくは入学前で、当時の演習の様子はわからない。報告書を読み返し、その人物を想像しながらの作業だった。

[1] 佐藤浩章「ポスト・コロナ時代の大学教員とFD：コロナが加速させたその変容」『現代思想』四八巻一四号、二〇二〇年、青土社、七七頁。

本章におさめられたインタビューの語り手と聞き手は、友人や親子といった親しい間柄から、この授業で出会ったもの同士などである。新型コロナという病が、「プライベート」の領域にどのような影響をもたらしたかを、内容から知ることができる。とくに、留学生たち、あるいは日本から留学していた人たちの語りは、国境が国家により管理されている重み、当時の帰国者への扱いの厳格さを改めて想起させられる。危篤に陥った父の死を前に自宅待機を強いられ、会うことがかなわなかった人がいる。これほどまでに大学生の日常は全体として激変したが、一年生にとっては現状を比較する対象さえない。この二〇二〇年については、忘れてほしくないという思いを持つ人もひときわ多いのではないか。あるいは、忘れたいと思う人も。それほどまでに、特異な時期だった。編集する際に議論した言葉で、どの人の体験も重要だ、という言葉があった。その通りだと思う。後の感染拡大期に比べると感染者数は極めて少ないが、そもそも感染症自体についての知識も、感染後の対応にしても決まっていないことばかりで、体感的な不安は大きかった時期といえるだろう。

この年度の実践全体については、二〇二〇年九月に開催されたオーラルヒストリーを専門とする学術団体である日本オーラル・ヒストリー学会の研究実践交流会「コロナ禍の「声」を記録する―オーラル・ヒストリーになにができるか」において、ティーチング・アシスタントを務めた大学院生の松永健聖氏と共同で「「緊急事態」の声を聞く」と題して報告した。同報告はのちに原稿化し、学会誌（『日本オーラル・ヒストリー研究』一七号、二〇二一年）に掲載できた。

授業期間中、大学のサーバーが外部から攻撃されたためにシャットダウンして、授業に途中で入れなくなったこともあった。オンライン授業ならではの体験だった。（安岡健一）

小豆島の自粛生活

語り手　立花健人（生年　二〇〇二年）
聞き手　武井菜々歩
聞き取り日時　二〇二〇年五月三一日（日）一五時一五分～一五時五五分
聞き取り場所　語り手の自宅（香川県小豆島町）と聞き手の自宅（香川県小豆島町）（オンラインによる）

この聞き取りの語り手は、大阪大学に入学したばかりであった立花健人さんである。インタビューは五月末に行われている。ちょうど大学受験の頃（一、二月）にコロナが流行し始め、三月末に大学入学を機に大阪に行くもすぐに緊急事態宣言が発令され、ほとんど何も出来ないまま小豆島に帰省していた。語りのはじめの方は、大阪から小豆島に帰省する際に細心の注意を払う必要があったことが述べられており、その後はコロナ禍の大学生の生活について語られている。何気ない会話の端々にもコロナの影響が見受けられ、当時の大学生が強いられていた状況を伺い知ることが出来る。最後の方ではこれからの展望が語られる中で、「普通の大学生活を送りたい」という言葉が淡々とした語り口とともに繰り返されるのが印象的だ。（河野歩実）

武井　私も今、小豆島にいるんですけど、小豆島ってちょっと田舎だし、大阪に比べるとあんまり影響受けてないなあって思いますけど、まあ、こんな質問どうかと思いますけど、どう思いますか？
立花　（笑）。まあ、小豆島の方が安全な気はしますけど…。
武井　そうですよね…。
立花　はい。その大阪から帰る時はもう、自分がウイルス持っとったら小豆島で一気に広げかねないというか…。
武井　確かに。帰省した人叩きみたいなんも、ありましたしね。
立花　はい。そういうことにはならんようにせないかんなと思って。
武井　うん…。
立花　帰って来てから二週間は、家にずっといるようにしてました。
武井　そうですよね。家族の方もですか？
立花　はい、もう隔離されました。
武井　あー（笑）。
立花　（笑）。
武井　その、隔離されたのは、辛かったりとかしました？
立花　いや、特にそういうことはなかったんですけど。

武井　まあ、しょうがないな、みたいな。

立花　はい。

武井　ずっと家にいたっていうことなんですが、暇じゃなかったですか？

立花　あ、暇でした（笑）。

武井　あはは（笑）。

立花　課題が出始めるまでは、なんか最初の方は授業課題があんまり出なくて、暇だったんですけど、三回目とか、四回目の授業あたりから、どの授業でも課題が出始めて、そこから一気に忙しくなって…（笑）。

武井　そうですよね（笑）。

立花　はい。

武井　たしかに、そうですね。…受験終わった後に、キャンパス行きました？

立花　キャンパス、はい、行きました。何回かですけど。ほんまに。

武井　それは、大阪に一人暮らししているときに行ってみたり、とか。

立花　はい、そうですね。

武井　図書館とか行きました？

立花　図書館、行けてないです。

武井　一年生だから理系でも豊中キャンパスですよね？

立花　豊中ですね。四年までずっとです。
武井　あ、えっそうなんですか？
立花　はい、理学部が豊中にあるので。
武井　そうか、数学科はそうなんですか。あ、そうか、そうか、吹田のイメージ、理系は吹田のイメージ。
立花　（笑）。
武井　入学式も中止になりましたよね？
立花　はい。
武井　それは、どう思いました？
立花　やっぱり入学式で、同じ学科の子とかと話しながら友だちを作れたらいいなあと思っとったんで、その、友達ができない、作る機会がなくなったっていうんが、一番残念でしたね。
武井　そうですよね。なんか、大阪大学は対応が遅いって言われてますけど、どう思いました？　大阪大学の対応…。
立花　大阪大学の対応…えー、どうなんでしょう？
武井　オンライン授業にしたりとか…。
立花　まぁ正直、大学にあんまり行ってないから…。
武井　比較しようがないですよね…。

立花　どう…どうなんでしょうね。まぁCLE〔大阪大学のオンライン上の授業支援システム〕の使い方とか、そういうネットでのことをもうちょっと詳しく、学部ガイダンスの時とかに説明してくれてたら、もうちょっと楽になったかなと思うんですけど。

武井　確かに…。学部ガイダンスはあったんですか？

立花　はい、ありました。

武井　これから、春夏学期はメディア授業にするみたいなこと言ってますけど、学校行けるようになったらしたいこととか、ありますか？

立花　学校に行けるようになったら…。

武井　日常に戻ったら。

立花　まぁ、まず友だち作って、みんなでご飯食べながらしゃべったりとか、普通の、何ていうか、昨年までの新入生たちがしよったことをしたいです（笑）。

武井　（笑）。なんか夢見ていたキャンパスライフとはちょっと違う感じになっちゃってるみたいな…。

立花　はい、そうですね。

武井　なるほど。今、緊急事態宣言が解除されましたけど、これからどうなると思いますか？

立花　これからですか？　これから…うーん、どうなるんでしょう？

武井　いい方に向かうと思うか、何かまたちょっとダメなんちゃうんみたいな…。

立花　んー…第二波が来るとも言われてますし、それがいつ来るかも分からないんで、予測できないんですけど、せめて秋冬学期から、学校に行けるようになったらいいなと思ってます。

武井　そうですよね。立花さんは、コロナいつ頃収束すると思いますか？

立花　収束？　いつ頃…。

武井　収束の定義もアレなんですけど、自分が思うでいいんで…。

立花　えー、いつ頃収束…でも、ほんまに、自分もならんように気を付けないかんし、北九州のほう感染者が増えて来とるっていうニュースも最近よく見るんで…いつ頃収束するんでしょうね…（笑）。すみません。

武井　ちょっと、まだ分からんな、みたいな。まぁ、そうですよね。んー…今、気持ちとしては、期待が多いですか？　不安が多いですか？

立花　緊急事態宣言が解除されて、その、一年生の懇談会みたいなんが認められたっていうんが…大阪大学の基準で、そういうのが新しくなったっていうのはもしかしたら、近いうちに友だちとかに会えるんかなぁっていう期待があって、懇談会も開催されることが決まったんで、楽しみやなーって。同じ学科の人たちに会うのが楽しみで、期待してますね。

武井　いつごろ大阪に帰るとか、予定あります？

立花　その懇談会が、五月の…ちょっと確認します。

武井　五月？　五月もう終わりますよ。

立花　あー、六月（笑）。
武井　あはは（笑）。
立花　えーっと…。六月九日に数学科で懇談会があるので、その前の土日使って、一回大阪のほうに帰ろうかなと思ってます。
武井　運転免許とか取れました？
立花　運転免許、まだ取ってなくて、今年の夏休みに取りに行こうかなと思っとるんですけど、それもコロナの影響で、もしまた流行ってきたらみたいなんがあるんで、どうなんかなぁ…わからないです。
武井　確かに。なんかこの期間中に、初めての経験みたいなんありました？
立花　期間中…まあズームとか使うのは初めてでしたけど、えーそうですね…初めての経験は…あんまりそんな新しいことに挑戦してないかもしれないです。
武井　なんかこれから新しいことにチャレンジしようってことあります？
立花　これから、これから…いやあ、特に何も…。今課題が…課題で、その、自分の時間が取れるようになってきたら、どうしようかなぁ…何かいろいろやってみたいなーと思うんですけど、その内容をまだ決めてないです。
武井　けっこう今、課題してるのが多い感じですか？
立花　はい、そうですね。

武井　そうですよね。まぁ…最近、楽しかったこととかあります？

立花　最近楽しかったこと（笑）。…クイズの、さっき言ったサークル〔大阪大学クイズ研究会〕が、オンラインでクイズを体験するみたいなのをやってて、それに参加したんが楽しかったです。

武井　すごい。そんなんやってるんですね。なんか、新歓とかいろいろ参加しました？

立花　いや新歓がその、クイズのサークル、クイズ研究会の新歓の情報しか手に入れられなくて、他のサークルの情報があんまりわからなかったので、参加したのはそのクイズだけです。

武井　確かに。こういうのって、オンラインだと、見ようとしたやつだけしか見に行けないですもんね。

立花　はい。

武井　じゃあ最近、しんどかったこととか、辛かったこととかありますか？

立花　しんどかったこと…そうですね、課題がしんどいです。課題はしんどいし、まぁ体を動かしてないんで、久しぶりに走ろうかなぁと思って家の周りをランニングしたら、すぐしんどくなりました（笑）。

武井　（笑）。けっこう引退して、経ってますもんね。

立花　はい（笑）。

武井　分かります、どんどん衰えていきますね。運動とかはやっぱりあんまりしない感じですか？

立花　はい、あんまりしてないですけど、体育の課題で運動するみたいな、運動量計をつけて、それを学校に郵送して、それで成績になるんかなと思って、その時期で運動を始めました。

武井　へー、そんなんあるんですね。ハイテクや…。なんか、生活リズムとか変わったりしました？
立花　いやーあんまり変わらんかったですね。夜も朝も、ちゃんと寝て起きて（笑）。
武井　おお、偉いですね。…んーちょっと話すことが…何か話したいこととかありますか？
立花　（笑）。話したいことですか？
武井　すみません、なんか適当な振りをしてしまった。その…クイズサークルの先輩とかと知り合ったりしましたか？
立花　そうですね、あの、ディスコード〔無料チャットアプリ〕を使ってやってて、顔とかは知らないんですけど、一応そこでやりとりできるようにはなりました。
武井　なるほど。なんか、サークル以外の事とか、話したりしました？
立花　いやー、してないですね、まだ…。
武井　あ、っとー、このコロナ禍を経て、世界はどう変わっていくと思いますか？
立花　えー、どう変わっていく？　…まぁ今、リモートワークとかが増えていっきょんで、リモートが増えたら、家でその、親の介護とかしながら働けたりするっていうんを、ニュースで聞いたんですけど、まぁそういうことになってきたら、もっと仕事の幅というか、仕事のやり方の幅が広がって…いって…えーどう…なるんでしょう（笑）。まぁリモートのいいところと対面のいいところを、両方とっていって、なんか、もっとよくなっていったらいいなとは、思います。

武井　んー、そうですね。なんか、普通に…そのー自粛解除というか、出歩けるムードになった時に、行きたい所とかあります？

立花　え、行きたいところ？

武井　行きたいところ（笑）。

立花　（笑）。そうですね、大学に…行って、まだ教室とかも、全然分からんので、どこで授業するかとか。まずそこを覚えていかなあかんなと。あと友だちができたら、遊びに行ったりとか…したいですね。

武井　今、この状況で、心配な人とかいます？

立花　心配な人…大学で、いろんなところに行った同級生たち、まぁ島に帰って来とる人もおるんですけど、帰ってきてない人もおるんで、その帰ってきてない人たち…は心配にはなります。

武井　けっこう帰ってきてる人が多いんですかね？

立花　多分…そうですね。

武井　ですよね。島にコロナが出てなくてまぁ…よかったなーって感じですけど…。…うーん、これぐらいかな（笑）。

立花　（笑）。

武井　終わり方がちょっとよく、分からない…。まぁ六月の最初ぐらいに大阪帰るってことなんですけど、楽しみですか？

立花　楽しみです（笑）。

武井　これからどうなっていったらいいなとか、ありますか？

立花　そうですね…やっぱみんなと会って、対面で授業が受けれてっていう、今まででいう普通の大学生活…っていうんですか？　そういう感じで、みんなと遊べたりして、知り合いがいっぱいおってみたいな、そういう大学生活をしたいです（笑）。

武井　んーなんか…（笑）。こういうの聞いてるとなんか、すごい、今年の人は気の毒だなぁって思ったりするんですけど、自分でどう思います？

立花　まぁ…去年とかと比べたら全然そういう、知り合い作る機会も減って、遊ぶ機会も減ってというか、そういう…そのチャンスがなくなったっていうんが、一番残念ですね。はい。

武井　あー、つらいですね。…今日これから、何する予定ですか？

立花　これから今日は…もう予定ないんですけど、一応、来週までの課題をやろうかなと思ってます（笑）。

武井　あー、そうですね。じゃあ、課題がんばりましょう（笑）。

立花　はい（笑）。

武井　ほかになんか、話したいこととかありますか？

立花　いえ特に…（笑）。特にありません。

武井　はい、じゃあ、ありがとうございます。

立花　ありがとうございました。

聞き手であり、かつ話し手の一つ上の先輩である武井菜々歩さんは、聞き取り後の感想にて『私は「普通の大学生活」を知っているけれど、彼は想像でしか知らないのを思って、不思議な気持ちになりました』と振り返っている。私自身も、コロナが流行した後の大学生活しか知らない。二〇二三年五月現在、講義は対面形式とオンライン形式が混在しているのが当たり前で、マスク解禁と世間で言われても教室内でマスクを外している学生は少数派である。立花さんの言う〝普通の大学生活〟に戻ったかと聞かれると返答に困ってしまうが、新たな〝普通の大学生活〟が形成されつつあることは間違いないだろう。その中で、何らかの消化できない思いを抱えている人がいるかもしれない、そんなことを思い出させてくれる語りである。（河野歩実）

捨て駒になった留学生

語り手　ユ・ウサン（生年　一九九八年）
聞き手　丸山亮太朗
聞き取り日時　二〇二〇年六月七日（日）一四時一五分～一五時四五分
聞き取り場所　語り手の自宅（大阪府）と聞き手の自宅（大阪府）（オンラインによる）

ユさんは、二〇一七年に韓国からの留学生として大阪大学に入学したが、韓国での兵役の義務のために二〇一八年から二年間休学していた。無事兵役を終え、大阪大学への復学手続きを始めたところちょうどコロナの流行が始まり、留学ビザが発行されない、日本で入国制限が出されるなどの異例の事態に振り回されることとなった。変わりゆく状況の中、短期間での対応を迫られながらも、ユさんは驚異的ともいえる決断と行動の連続によって日本に再入国し、大阪大学への復学を果たす。復学後も留学生として不安定な立場に置かれたが、積極的に大学や入管に働きかけ、大阪大学で学ぶための道を自ら切り開いてきた。ユさんは政府がとった入国制限という対応を尊重しつつ、その急な対応や支援の不十分さによって惑わされ、苦しむことになった留学生がいる事を知っていてほしいと語っている。（草替春那）

ユ　こんにちは。今回文化交流史演習の、コロナ緊急事態を記録するというインタビューに応じさせていただく、ユと申します。韓国のソウル出身で、現在日本、大阪大学文学部に在籍中であります。今はもう日本留学ビザは取って、学寮生活をしていますが、韓国人ということで、韓国国民としての義務、兵役の義務がありまして、二年間、学校を辞めざるを得ない状況になってしまって、二〇一七年入学でしたが、一年間学校に通って、実家の方に一〇月ごろだったかな、令状というものが来て、手紙みたいな、軍隊令状が来て、二年間休学して、軍隊に行くことになりました。軍隊というのはまさに銃を持って、国境を警備したりするやつで、まあ二年間、正確には二〇か月間、頑張って勤務して無事大きなけがなく健康に除隊することが出来ました。兵役を終えて。

私は二〇一九年の一二月一九日に除隊しましたが、日本、大阪大学への復学のために二〇二〇年一月から学校の方にやりとりをしながら、復学とビザの取得のための色々な手続きを準備しました。でもちょっと運が悪くて、ちょうど二〇一九年の年末から二〇二〇年の年始にかけて、武漢発の新型コロナの流行がアジアを中心としてし始めて、学校と入国管理局とのやり取りは一月から始まったものの、コロナの影響で色々と手続きに支障が、差し支えがあって、色々ちょっと延期になったり手続きが早くできなかったりして、結局三月まで留学ビザの審査が入管にとどまったまま待つことになりました。それでちょっとどうしようかなと思ってたんですけども、韓国の方で大邱《テグ》という地方都市で、新興宗教ですね、カルト教団の集団感染が起きてから、韓国の旅行注意警報、韓国渡航禁止が全世界的に出されるようになりました。それで日本もまた、韓国人の日本への渡航とか、訪日の禁止・拒否を日本外務省の方で発令することになりまして、そのニュースを見たのが、今も覚えてますが、三月六日でした。金曜日なんですが、その金曜日の次の週の九日月曜日からは韓国人、韓国国籍の人、韓国に滞在してる人は日本に渡れないということになりました〔完全禁止ではなく拒否、やむを得ず入国する場合は二週間の自主隔離〕。それで六日まではその留学ビザなどを待ちながら、復学に向けて色々な準備をしてきましたが、もうこうなったら日本に行けないのではないかという非常に大きな不安感がありまして、六日から九日、正確に言ったら八日ですね、三日間で全てを決定しなければならないことになりました。

日本に渡れなかったら、留学ビザが取れなくて日本にこの機会に行けなかったら、四月の新学期に復学することはたぶんできないだろうという判断で、私はすぐ日本行きの飛行機便を予約して、日本に行くことになりました。そのときは、韓国の色々な新入生とか、または一時帰国生とか、私みたいな復学生みんな自分なりの判断をして、今は韓国に残ってる人もいて、また私のようにこうして日本に来た人もいますが、みんなが本当に多大な混乱をして、どうすればいいかについて議論した覚えがあります。そのとき本当に、もう…、誰も留学生については、日本政府もそうだし、韓国政府もそうだし、学校側にも、あまりにも急すぎな対処で、対処が出されて、どうすればいいか分からない状況でした。それでも私一応、韓国と日本間には無ビザですね、ビザ無くても九〇日間は、だから三か月間は旅行ビザとして滞在することができると分かっていたから、じゃあ八日に日本に行って、その三か月間なんとかして日本で、正確には日本の関西入国管理局から留学ビザを出してもらえたら、〔復学が〕出来るんじゃないかな、という小さな希望を持って、日本に渡ったわけです。

で、そうですね…。日本に来てからも事実上、一か月二か月くらいは留学ビザでなく旅行ビザとして滞在することが出来ました。そういうことも全部学校との相談の上で。学校以外の、〔韓国の〕外務省とか、大韓民国の大使館などにもちょっと色々協力してもらったんですけれども、やっぱり一番私という留学生という身分を心配してくれたのは学校だと思います。大阪大学だったと思います。それで、日本に渡ってから、一応その日に、いや日本に着いたその次の日にすぐ学校に行って、ビザ認定証明書、たぶん査証？かな、査証認定証明書というものをもらって、学校から。その認定書があったら、「この人は留学ビザをもらえる資格がある」というのを証明するもので、それを持って、あとで入管に行ったら留学ビザがもらえるかもしれないということで、入管に行きましたが、ちょっと運が悪かったのか、私が日本に来たのは三月八日で、その認定書が出されたのが、三月五日、だから認定書が出されてから日本に入国したため、厳密に言うと私は今、その当時、旅行ビザで日本に来たわけで、留学ビザで日本に来たわけではないから、この認定書で〔ビザの種類を〕切り替えようとしても、それでは重複のビザが発給？　発行されているようになるので、もうこれは前例のないことだし、発行できないという返答を入管からもらいました。

それで、「どうすればいいんですか？」と聞いたら、入管の当時の役人さんは、「これは本当に前例のないことだし、規定上にも規則上にも認められてない切り替え方なので、このまま日本で待って、外務省の追加の対応を待つか、それとも韓国に〔一度〕帰国して、〔留学ビザを取得してから再び日本に〕戻ってきた方が良さそうですね。」と言われたんですが、韓国に戻る飛行機便もその当時はほとんど切れていて、あと韓国に戻ったらたぶん復学できないだろうなと思って。私自身はどうしても二〇二〇年に阪大に戻って勉強したかったため、また更なる対応に向けて学校と相談したんですが。そのときは旅行ビザで滞在しながら、大正区の近くの桜川？というところでゲストハウスみたいなところで滞在したんですが、そこから入管が割と近かったので、本当に毎日のように入管に行きながら、ひょっとしたら入管の役人ごとに対応が違うかもしれないということで。当時その関東の、品川とか茨城とか群馬の前橋とかでは、その〔ビザの〕切り替えができたという、デマか本当かまだ分からないんですけど、留学生コミュニティ、そのインターネット上のコミュニティでそういう情報が流れてきて、その人たちが「厳しくない職員が〔ビザ切り替え手続きを〕やってくれた」というのがあって、ずっと〔私も関西入管に〕行きましたがダメでした。そこで入管から言われたのが「もし親の家族関係証明書と学校からの認定書がもう一枚もらえたら、また審査してくれるかもしれません。」ということで、大韓民国大使館に行って、家族関係証明書を出してもらって、海外だったのでそれもちょっと難しかったんですが、大使館の対応のおかげでその証明書ももらって、学校からも文学部学長から直接その認定書を、「この学生は阪大の学生であることを証明する」みたいな書類を出してもらって。で、その二つの書類と、前に言ったビザ認定証明書を持って入管に行ったら、本当に運が良かったのか、たぶん関西では初めて、観光ビザから留学ビザへの変更？切り替えが出来ました。その切り替えが四月一七日に出せたから、一か月半は観光ビザで日本に滞在することでしたね。その一か月半間はもう携帯も無かったし、日本に滞在しているけれども、旅行者という身分でしたので、病院に行っても保険とかないし、携帯もないから色々と登録とかもできないし、ちょっと大変だったんですけども、色々な人たちのおかげで〔留学ビザへ〕変更してもらって、今はこうして阪大に通うことが出来ました。はい。以上がまあ簡略な流れっていうか、ビザ取得までの流れでした。（略）

日本政府の三月九日の入国制限に関する意見

丸山　では、別に何を言ってくれても良いんだけど、日本政府の三月九日の入国制限についてどう思ったっていうか、意見〔はありますか？〕。

ユ　あれはだから、妥当だとは思う。だってそのときたぶん韓国だけじゃなくて、六日に韓国入国禁止のニュースが流れて、すぐ次の七日には中国も禁止になったので。確かにその当時には中国と韓国とたぶんイタリアだったかな…イランだっけ。イランか。その三か国は一番世界でコロナが流行ってた国で、まあ韓国と中国はやっぱり日本との交流が多いから、そういう水際の対策としては、した方が確かに日本国民と日本の財産を守るために妥当な判断だったと思う。それは何とも言えないし、尊重するんだけども、やっぱり留学生という身分上では、あまりにも急すぎな対応で、結局今も韓国の新入生の中には留学を諦めて、学校にも来られないまま休学したり、それとも進学を諦めたり、浪人しますと言った人たちも沢山いるので。何というかそういうことは結局本当に仕方ないことだとは思うけど。入国制限で得られるものもあったら、そういう捨てられるものもあるのは当然だと思うけど、やっぱりこういう人もいることを知ってほしいね、日本政府には。本当に惑わされる、狭間みたいになって、本当に誰も手伝ってくれない。韓国政府にも日本政府にも責任はなくて、ただただ偶然このコロナ事態の中で留学生であったということのせいで色々な、人生において大事かもしれない時間を台無しにしたりする人も多くいるから。そういうのはちょっと知ってほしい。

丸山　だから、結局ビザって言っても三種類あって、観光ビザ・留学ビザ・就労ビザ。その三種類の人間が二国の間を往復するのにいて、政府は観光客をやっぱり制限したいというのはあったと思うけど、でも留学生とか就労？　ビジネスマンへの対応はちょっとあんまり言わなくて。そういうのを完全にやめてしまうのか、支援を何かするのか、それともその人たちは制限の対象外なのか、そういうことすらあまり言わなかったよね。

ユ　そうだな。もう本当にそれで学校側も何もわからなくて。政府が何を言ってるのか、だから留学生はどうすればいいのか。阪大もそうだったし、他の私立とか国立とかもみんな「一週間くらいはちょっとこれは様子見」という意見しか出さなかったので。だから現場との話が出来ていなかったということだよね、日本外務省は。「留学生の問題をどうしますか」と言われたら、誰もそれについて答える準備がなってなかった。ただの捨て駒になった、留学生は。それは確かにそうだと思う。

丸山　政府と、あと入管の上って法務省だっけ。とか外務省とかの省庁。それから入管、大使館とか学校。

そのあたりの下まで、現場まで、やっぱりなかなか情報が下りてこなくて、対応が決まらなくて、混乱した感じはするよね。

ユさんが口にした「捨て駒になった、留学生は。」という言葉は、あまりにも重い。今までとは異なる環境や文化の中に飛び込み、学びを深めることのできる留学は、その人の人生にとって大きな出来事だと言えるだろう。コロナによって、留学を断念せざるを得なくなったり、思うような経験ができなかったりした留学生がいたことは間違いない。母国と留学先の狭間で揺れ動き、取り残されることとなった留学生の戸惑いや痛みを私たちは見過ごしてはならないだろう。（草替春那）

コロナ禍の教育現場

語り手　阪井由里子（仮名）（生年　一九六〇年）
聞き手　阪井研介
聞き取り日時　二〇二〇年六月八日（月）一九時〇一分〜一九時四四分
聞き取り場所　語り手の自宅（三重県）と聞き手の自宅（大阪府）（オンラインによる）

この聞き取りの語り手は、三重県で小学校教師として働く阪井由里子さん、聞き手は由里子さんの息子で大阪で一人暮らしをしていた阪井研介さんである。前半は、県を跨いでの移動がしにくい状況の中、都会で一人暮らしをする子供を持つ親としての語りである。息子に「じゃあもし僕が、帰るって言ってたらどうしてた？」と問われた時の「やっぱり、帰ってきていいよって言ったと思います」という返答が印象的だ。後半からは話ががらりと変わり、コロナが流行し始めたばかりだからこその教育現場の混乱と奮闘について語られている。

（河野歩実）

研介　そやな、阪大生の家族を今もってて、一人僕が下宿してる訳なんやけど、それについてどう思ってるか、今コロナで、例えば大阪なら感染者多かったりとかしたわけで、それに対する気持ちとかあれば聞かしていただきたい。

由里子　うーん、外出自粛っていうのは、どこでも同じやけど、大阪の場合は、やっぱり県を跨ぐ移動がダメっていうのがあったと思うので、そう簡単に今までのように行き来が出来なくなるなあっていうのがあって、もし〔聞き手の〕体調が悪くなったりしたときに、気軽に行ったりできないなっていうのぐらいは思っていました。だけど、自分できちんとそういう対策も取って、できるだろうなという信頼のもと、それほど心配はしないで済みました（笑）。

研介　無事、今のところ体調も悪くないし、大丈夫ではある…。あんまり心配していなかったということで。

由里子　そうですね！　めったに帰っても来ないし、こっちが行けないなっていう思いはあったけど、あなたが帰ってくるというのはめったになかったので、夏休みぐらいは帰ってくるのかなとは思ってましたけど、そうですね、健康に気を付けて元気にしているだろうっていうことで、それほど心配していませんでした。

研介　じゃあもし僕が、帰るって言ってたらどうしてた？

由里子　あー。

研介　ほんまに、今の段階じゃなくて、一番ヤバかったときに。

由里子　帰って来るって言ったら？

研介　うん。
由里子　うーん、いや、これはもうやっぱり、帰ってきていいよって言ったと思います。
研介　なるほど。
由里子　帰ってきなさいと、むしろ。〔車で〕迎えに行くなりなんなりしたと思います。
研介　電車とかを使わせずに
由里子　うんうん。
研介　それは、心配があったから？
由里子　そうやね。状況が違うで、大阪と三重のほうでは、全然違うので、やっぱりこっち帰ってきたら安心やなっていうのはあった。
研介　なるほど。
由里子　うん、他所の県やとまた違うでしょうね。三重県やからっていうことで。
研介　三重県はたしかに感染者が少なかった。
由里子　うん、まあそやな、ここで、帰ってきて隔離しとくみたいな（笑）。
研介　なるほど、座敷牢みたいなところに入れられるみたいな（笑）。
由里子　そうそう！　なら安心やん！っていう。
研介　たしかに、おばあちゃんにあったら危なかったかも。いや、ありがとう、これに関してこんなもんかな？

由里子　そやな、まだ学生やし、だいたい行動する、うーんと、何？

研介　外出自粛ってこと？

由里子　大体わかるから、自粛しとるやろなっていう感じでおりました。

研介　まあ実際自粛してたんで、そこは安心していただければ。

由里子　はーい。

研介　ここからは、本題で「コロナ禍と教育」っていうことで話を聞きたいな。

由里子　うん。

研介　まず最初に、コロナウイルスに対して、所属する学校、ママの場合小学校やと思うけど、その対応ってのはどういうものがあったのかという。

由里子　登校自体がもう早い段階で、休校になったので、子どもたちはコロナについて、もちろんわかってないっていうのもあるから、誰もみんなわかってないという状態ですよね。なので、詳しくコロナっていうものに対しての、説明っていうのはどこもできてない状態で、休校っていう措置になったんで。〔学校が〕始まってからは、報道されとることを子どもたちも聞いたり、家の人が言ったりしてることを、ある程度つかんだ上で、やっぱりその人権的な配慮のほうにどちらかというと苦慮しています。

研介　人権的な配慮とは具体的にどういうものが？

由里子　例えば、三密を防ぐとかが手立てとしてあるんやけど、マスクができない子どもに対する偏見があったりとか、マスクをしない、したくない、できない子っていうのはいるんですよね。それとか、子どもがくしゃみをした時に「わっ、うつる」ってなったりとか。三重県ではまだ今のところ、そんなないんやけど、もしこれから感染する人が出たりした場合、その人に対する偏見とかね、そういうのがないように話をしていました。誰でもかかるかもしれやんっていう立場から話をしたり。あとは、それをすごく不安に思って、けっこう休みがち、学校にもう行きたくないっていう子も出てきたんで、その子や保護者に対する説明とか、そういったこともしてました。メンタルケアみたいな感じ。

研介　メンタル…なるほど。たとえばフェイスシールドとか感染予防策ももちろんしてると思うけど、それ以上にやっぱ、三重では人権的な配慮のほうに重きを置いていっているということですか？

由里子　うん、三重ではっていうよりは、こちらのほうの学校では。特に感染者があったわけでもないので、もし感染者が出た場合に、それに対する偏見をなくす、みたいなね。フェイスシールドを作ったり、すごく頑張っとる学校もあるんやけど、そこまでは行ってないかな。児童数も少なくて、それと感染者も出てないっていうことで、そっちのほうに心を砕くというよりは、子どもたちの気持ちの問題、保護者の不安感を取り除くためのことに心を砕いとった感じかな。

研介　なるほど、なるほど。それは今の状態ですか？

由里子　そう、今も続く。

研介　なるほど、なるほど。子どもたちへのケアについて、学習以外の面で、メンタルのケアとかも先生はすると思うんやけど、そういうところは休業期間中はどう行っていたか？

由里子　休業期間中は、不安な保護者は学校に電話かけてきてくれたりとか、顔合わせた時に不安感っていうのを話してくれるもんで、そこでのちょっとした共感っていうか、「同じようにみんな不安に思ってるけど、やってくしかないなあ」と励ましつつ、みたいな感じかな。ほかにも不安のある保護者に対しては、「無理せんと、出席停止という措置もできるので」っていう話をしてたり、「子どもが学校を欠席しても、出席扱いにするよ」とか。そんなような話をしてきたかな。

研介　なるほど、ではいまはどういうケアをしているのか？　さっき言ってた人権的な配慮以外であったりする？

由里子　うん、やっぱり不安に思う子は一定数おって「密になるやん」「密になってる」とか。例えば図書室行った時に「すごく密になってた」とか、トイレで並ぶときに「密になっとるからもう行きたくない」っていうような子が居たり、意外と子どももってそういう情報を受けとってすごく真剣に考えとる子は考えとるっていうのを思いました。低学年の子やけど、担任の先生が、ガムテープ張って並ぶ場所の間隔を決めて、レジのところもそんな風になってると思うけど、そういうふうにするから、とか、心配ならいつでも保健室で休んでいいよ、一人で休めるよ、そういう話をしたら、次の日からは来れるようになった。個別の対応が主になってくる。でもほんとに気にせん子は気にせんので、こちらが、「くっついたらあかんよ！」っていって離さなあかんぐらいの（笑）。

研介　そういう指導もやっぱり必要？

由里子　そうそう、個人差が激しいな。すごく思う子と、思とんやろけど平気でぐいぐいくっついていくみたいな子もおる。でも集会とかで、みんなを集めたりするときは必ず間隔をあけて並ばせるっていうのはやっとる。けど、休み時間とか、なかなか手が届かん、目が届かんところはある。やっぱり、くっついとるところはあると思う。

研介　なるほど、なるほど。間隔をあける、っていうところが物理的な面での感染予防対策としてやってるということ？

由里子　そうですね。それが一番、なんていうの…ソーシャルディスタンス？　それぐらいしか。暑くなってきてるしフェイスシールドやらマスクやら、なかなか効果的とは思えやん、っていうか、一回それを義務化するととてもくるしいものになるかなって。特に小さい子には思うかな。

研介　今の段階でマスクを義務化をしていない？

由里子　もちろん、義務化っていうか「してください」的なことを言うけど、実際出来やん子もおる。そこでの人権の問題、バランスっていうと難しい。結局は体育の時間は外しとんのさ、熱中症のほうが心配やで。「じゃあ体育の時間はずしとんのなら…」っていうことになる。「なら、休み時間だって外して遊んでええやんか」っていうことにもなるけど、「そこはそれ、がんばっていこう！」って（笑）。子どもたちにもいっとるし、もちろん教師がそれを守っとるし。出来やん子も出来やんなりに努力しよや、っていうようなところでバランスとっとるかな。

研介　強制っていうのはあまりよくないって考えてる？

由里子　結局強制って出来やん。

研介　ああ、出来ない？

由里子　出来ないっていうかな、簡単に「マスクせえ」「マスク義務化」っていうけど、出来やん人っておるよっていうことをもっと気が付いてほしいっていうか。

ここでは、コロナ禍の教育現場の状況が細やかに語られている。特に「人権的な配慮」という言葉は、コロナという得体の知れぬものに対する不安、混乱から生じる偏見と向き合う必要性が大きかった当時の世相を色濃く表しているように思える。このような教育現場の実情は、親子という親密な関係性だからこそ聞き取れたのかもしれない。聞き手であった阪井研介さんは後に、「普段ニュースを見ているだけではわからないようなコロナ禍における教育現場の実態の一例を知ることが出来た」「親が何を考えながら仕事をしているのかを聞くのは新鮮な体験だったし、面白かった」と振り返っている。この語りは、聞き取りを通して子供が親の仕事への理解を深める姿も描いている。（河野歩実）

混乱する国境で

語り手　ユ・ジヒョン（生年　二〇〇一年）
聞き手　清宮優衣
聞き取り日時　二〇二〇年六月一〇日（水）一八時〇四分～一八時五〇分
聞き取り場所　語り手の自宅（韓国）と聞き手の自宅（日本）（オンラインによる）

当時大学二年生であった韓国人留学生のユさんにインタビューが行われたのは、五月二五日に緊急事態宣言一回目が解除されたばかりの時期であった。まだ長く続くコロナ禍の入口に我々が足を踏み入れ始めたのはこの頃であった。

当時コロナに伴う帰国入国、授業、そして医療の対応はまだまだ追いついておらず混乱していた。そのような中で、ユさんは帰国したものの隔離政策により会うことが叶わないままお父様の死を迎えられたお話をしてくださった。後に「隔離免除書」を発行すると隔離免除が可能になる制度があったことを知られたそうだが、当時情報が錯綜する中で知る術がなかったことは想像に難くない。（久保はるな）

清宮　よろしくお願いします。じゃあ質問の方に入らせていただきたいと思います。最初に、現在置かれている状況についてお聞きしたいな、という風に思うのですが、今は、一緒に授業受けていると思うんですけど、どちらから授業を受けていらっしゃるんですか？

ユ　今韓国で授業を受けています。

清宮　では今、ご実家でご家族の方と過ごされているんでしょうか。

ユ　はい、そうです。

清宮　帰国されたのはいつですか？

ユ　今年の四月ごろです。

清宮　帰省をしてそのままではなく…？　帰省はされたんですか？　あの、三月ごろの休みには。

ユ　二月ごろの休みに一回帰省しています。

清宮　それからまた大阪の方に来て、四月にまたご実家の方に戻られたんですね。帰国は、どうでしたか？　大変ではありませんでしたか？

ユ　出国するときの状況ということですか？

清宮　はい、日本から韓国に行くのが…。

ユ　そうですね、日本から韓国に行くこと自体は、その時飛行機もけっこうあって、また入国制限が始まったばっかの状況だったので、そこまでチケットを、手に入れることは難しかったりしてはなかったんですけども、やはり値段が高くなってたりはしましたね。はい、それと、空港の入国するところで、「日本にまだ帰れないことを理解してますか？」っていう紙にサインをしたりしてました。

清宮　へえ、そういうのがあったんですねー。

ユ　はい。自分が帰国したのが、父が危篤して帰国したのだったんですけど、このような事情も人道的な理由として認められていないなと思いました。

清宮　認められていない？

ユ　はい。その人道的な理由さえあれば、その再入国も認められるっていう…それが、あったんですけど、日本側の？

清宮　え、人道的な理由…。

ユ　なんか…あ、ジン…人に道？

清宮　人道的な理由っていうのが設けられてたんですね。そうなんですね。それなのに、ジヒョンさんのお父様がご危篤だったという状況っていうのが、当てはまらないっていうことだったんですか。

ユ　はい、はい。だから、特別事情として認められない、ということでした。だからまた、上陸許可を出すことは難しくなるっていう話でした。

清宮　じゃあ今からこちらに帰ってきたいと思ってもそれは難しいよ、ってことなんですか。

ユ　はい、そうです。えっと、今、日本の出入国管…在留管理庁？　に、問い合わせを入れてる状態なんですけど、まだ返信が返ってこなくて、四月の時は、確かにダメだと言われたんですけどー、今はよくわからないです。

清宮　そうなんですね。今、ジヒョンさんはできれば大阪の方には戻ってきたいんですか？

ユ　はい、はい。そうです。

清宮　そうですよね、そろそろ図書館もね、空いてきましたしね。お父様がご危篤ということだったんですけれども、それは、あのー、コロナとかは…関係…

ユ　関係ないです。

清宮　もともとご体調が悪かったり…？

ユ　もとも…そのー、去年の、あのー、一月二月くらいから体調が悪くて…

清宮　そうだったんですね。じゃあちょっと心配だな、という時にこういう騒ぎになってしまってという感じなんですかね。その、ご危篤のお父様とはちゃんとお話とかはされましたか？

ユ　コロナの自己隔離というのがあるんですけど、韓国では、海外からの入国者？　は、必ず二週間ぐらい施設とか、自宅で隔離されないとダメなんですよー。そのために、お父さんが、その自己隔離が終わるすぐ一日前に亡くなってまして…帰国はしているけれども、会ってお話とかはできませんでした、ね。

清宮　それはあの、最後にお父様と話されたのはご危篤の状態になる前ということですか？

ユ　そうです。

清宮　ご家族の方は病院に行ってお話などは…？

ユ　あ、はいはい。できました。

清宮　韓国で求められている、その自主隔離、ですかね、自己隔離？　っていうのは、日本での自粛みたいな形で自分で、自分の判断で自粛しなさいというのとは違うんですか？

ユ　また違います。はい。自分の判断で自粛するのはここでも自粛って言って、自己隔離は、今日本でも海外から入国者必ず二週間隔離してくださいって言われているじゃないですか、それとおんなじもので、政府からその、携帯にアプリ？を設置してもらって、そこで位置追跡とかして、必ず施設とか家の中で生活しなければならないっていうことです。

清宮　なるほど。じゃあ本当に、日本から帰国した二週間はずーっと家にいらっしゃったんですね。

ユ　そうですね。

清宮　その間は、お父様はいらっしゃらなかったかもしれないですけど、お母さまとかと過ごされていらっしゃったんですかね、今も…。

ユ　えっと、今は一緒に過ごしているんですけれども、その、隔離されてた時点は、えっと、そのお母さんは病院で、看病をしていたため、一緒にいることはできませんでした。

清宮　ごきょうだいの方とかはいらっしゃるんですか？

ユ　いないです。

清宮　あ、じゃあその自己隔離の期間は一人で実家にいらっしゃったんですか？

ユ　ええ、ええ、そうです。

清宮　そうなんですね。一人で辛かったりしませんでしたか？　すごく…そんな状況で…

ユ　やはりその、辛いですけれど、犬二匹が…いまして、そこまでては…（笑）。

清宮　あ、本当ですか。えっと、他の国から韓国へ行ったときには自己隔離二週間ということだと思うんですけど、他に韓国で求められているようなその、今の過ごし方っていうのはどんな感じなんですか？

ユ　えっと…韓国で求められてる過ごし方っていえば、普通に日本みたいに、自分で必要以上の外出はしない方がいいですねっていう話はありまして、普通に買い物とか、行くのは全然大丈夫なんですけれども、やはり友達との約束とかは今の時期ではちょっとしない方がいいねっていう話になってます。それから、必要最低限の外出ですね。

清宮　今は少しは緩んできたりしましたか？

ユ　もともと韓国は店が閉まったことがなかったんで、コロナで。だから、なんかもともと日本よりは緩んでた状態だと思います。でも、人たちの認識だけが外出をちょっとやめときましょうっていう…だったんですよ。

コロナの影響で、すぐそばにいるにもかかわらずお父様と最後の言葉を交わすことが出来なかったという悔いの残る経験をしたユさんであるが、その語り口は明瞭だ。それはきっと、仕方なかったと理解しているからではないかと感じた。しかし頭では理解しつつも、それでも消化できずにいる思いを抱えている人はいるのではないだろうか。ユさんのようにコロナ禍で大切な人を亡くした経験を持つ人にとって、大切な人を思い出すときには必ずコロナの記憶が付随してくるだろう。コロナという言葉は徐々に思い出されなくなっていくかもしれないが、コロナによって生み出された悲しみや痛みが忘れ去られることはないのではないかと思う。(久保はるな)

ハイデルベルクで岐路に立つ

語り手　岡田知紗希　(生年　一九九八年)
聞き手　平川友貴
聞き取り日時　二〇二〇年六月一一日(木)一三時～一四時
聞き取り場所　語り手の下宿先(大阪府)と聞き手の下宿先(大阪府)(オンラインによる)

岡田知紗希さんは、当時日本学専修三年生だった。コロナのことを「ただの風邪」と思っていたと本人が述懐する二〇二〇年二月末に、半年間の予定で留学先ドイツへ向かった。その後情勢の急速な変化を受け、一か月もしないうちに日本へ帰国する。全体として、語り手の岡田さんと聞き手の平川友貴さんが日本学専修の同期であったために、フランクな聞き取りとなった。聞き取りの前半は、日一日と変わる状況と、さまざまな人からの働きかけの中で、留まるか帰るかで心が揺れ、ついに帰国を決めるまでの経過である。後半では、日本帰国にあたって、「海外帰りの人」である岡田さんが経験したことが語られる。なお、編集にあたり、宇野田尚哉教授にも掲載内容を確認していただいた。（上垣皓太朗）

平川　留学の具体的な期間とか、もともとの予定と実際の期間とか、大学だったり都市名とか、教えてほしいです。

岡田　留学予定だった大学は、ドイツのバーデン＝ヴェルテンベルク州にあるハイデルベルク大学で、二〇二〇年の三月から一ヶ月間事前の、ハイデルベルク大学が提供している語学コースに通って、四月から正規入学して、半年間だから、八月一日まで留学予定でした。実際は、三月一日に渡航して、一週間ちょいくらい、事前の語学コースに通ったんだけど、コロナウイルスの感染拡大のせいで、強制帰国になって、三月二三日に、ドイツを発ちました。

平川　ありがとうございます。じゃあまず、留学に行こうと思った動機。まずなんで、留学に行こうと思ったのかと、ドイツをなんで選んだのか教えてください。

岡田　まず一個目が、もちろん、語学力をあげたいっていうのと、英語とかね。あと、単純に、日本から脱出してみたかったたって思ってて、なんか、海外に住むことにちょっと憧れてて、それで「海外留学したいなー」って漠然と思ってて。なんでドイツかって言うと、まず、第二言語がドイツ語だったからっていうのと、もう一つおっきな理由があって、それは、ほんとドイツに行きたかったから。昔から、ほんとに中学校くらいの時から、なんか、第二次世界大戦期の歴史とか出来事とかにすごい興味をもって、そうやって学ぶ過程で絶対ドイツでてくるし、その歴史を学ぶときに、ドイツいっぱい見てて、「ああなんかドイツに留学したら、昔の、第二次世界大戦期の戦争遺跡を巡りたいなあ」って思ってたから、ドイツにしました。

平川　じゃあ次ドイツに行ったあとの様子とかについて聞きたいんやけど、ドイツに行って、生活形式っていうか、シェアハウスとかアパートとか寮とかあると思うんだけど、どういう感じの生活を、最初のほうやってたのか、聞きたいです。

岡田　生活形式は、ハイデルベルク大学が用意してくれた寮に住んでて、寮もたくさんあって、なんかハイデルベルク大学って、大阪大学みたいに「大学」って敷地がなくて、町と大学が融合してて、

平川　調べてみたけど、すごい大きそうだった。歴史がめっちゃ古いとこやんな？

岡田　一三〇〇何年ぐらいからやってる大学で、だから街と一体化しててさ、そう大学の中に住んでるって感じで、寮も大学が用意してくれたところで、一人暮らしの寮に住んでました、私は。ちょっと珍しい一人暮らしの寮に。どんな感じやった…なんか、ちょっと古くて、パッと見、明道館〔大阪大学豊中キャンパスにあるサークル棟〕、パッと見、明道館みたいだった。

平川　一緒に行った友達とかはいたの？　それともう、そこで友達作るみたいな感じやったん？

岡田　一緒に行った友達は、また別の寮に入ってて。でも街の中も歩けるし、大阪大学文学部の友達の寮のところに行って、一緒に日本食作ったりもしたし、私の寮の中でも日本人がいたから、ご飯食べたりとかはしたかな。

平川　ありがとうございます。じゃあ次、時系列に沿って聞いていきたいなって思うんですけど、まず、留学に行く直前の二月末くらい、日本の状況は、どうでしたか、日本の状況っていうか、そのとき、知紗希ちゃんが、コロナウイルスとかについて考えていたことについて、知りたいです。

岡田　正直、「ただの風邪でしょ」って思ってて、なんか二月末って、まだまだだったと思うんだよね、日本でも。みんなと一緒にご飯、梅田で食べたり行ったから、まだまだだったと思うし、〔コロナウイルスは〕中国のお話だと思ってて。ハイデルベルク大学から、事前語学コースは、できるだけ来ないでほしいって。来るなら、正規の授業が始まる四月まで、遅らせてほしいってメールが来たんだけど、できることなら〔行きたい〕って感じだし、でも飛行機キャンセルすると四万くらいかかるから、「一か月遅らせるくらいだったら、もう行っちゃおう」って思って。で、どうせ一か月後に行くならっと思って、行っちゃいました。
平川　（笑）。ありがとうございます。三月一日にドイツ着いたときは、どんな感じの状況、もうそんときは、ふつうの状況でしたか。
岡田　もう、ぜっんぜっん。コロナウイルスの影なんて、ぜっんぜっんなかった。
平川　なんか検疫とか、検査とか、空港であったりもなかった？
岡田　あっそれも驚かれた。日本から来てるから、なんか〔空港での検査が〕あるのかなって思ったけど、すんなりすぎて、びっくりした逆に。「えっこれだけ？」って思って、ほんとハンコ押されて終わりって感じ。
平川　おー。じゃあ別に特にそのときはコロナの影響は全然ない感じで…？
岡田　そうそう。なんかあったっけ。ちょっと待って。飛行機の中で、中国人だけパスポート見せられてた。
平川　えー、そうなんだ。そんとき日本人とか韓国人とかは、別に何もなく？
岡田　何もなくて、ただキャビンアテンダントの人が、「中国人の方はパスポート見せてください」みたいな言ってたのを、今思い出した、それは。
平川　へー。じゃあ行ってからすぐは、行ってからすぐっていうか、ドイツに着いてからは、どんな感じの生活？　語学コースにふつうに行ってみたいな感じだったの？

岡田　うんうん。行ってすぐは、あっちの、ドイツ人のタンデムパートナーの人と一緒に、生活必需品とか揃えたり、銀行口座作ったり、住民登録したりしてて、それをしつつ、ふつうに語学コース通ってた。

平川　その生活は、ふつうの、いわゆるふつうの生活はどのくらいの期間続いたのかな？

岡田　三月の一五日まで。語学学校は、三月三日からテストがあって始まったんだけど、三月一一日に、語学学校行ったときに、トルコ人のお友達だった子が、強制帰国になったからバイバイってなっちゃって、「なんか寂しいなー」ってなってたら、その次の日の三月一二日に、語学学校行ったら、アメリカから来てる子も、強制帰国になってて、「これどうすんのかなー」って思ってたら、その三月一二日の午後に、ハイデルベルク大学からメールが来て、語学コースは中止になったからってメールが来て、そのときから、ハイデルベルク大学はけっこう……〔厳しいコロナ対策をし始めた〕。三月一二日から語学コースも中止だし、あと学食もけっこう閉鎖的な感じになっちゃって。学食って、阪大と違って、もう完全なバイキング形式だったんだけど、それが全部閉鎖になっちゃって、バイキングの食品の前に、コックさんとかがいるから、そういう人に皿渡して、「ブロッコリー何個ちょうだい」みたいな、それで皿に乗せてくれって感じで、もうすんっごいめんどくさいことになっちゃって。そんなふうに、ハイデルベルク大学は対応してくれたけど、街は全然、ふつうだった。

平川　じゃあ対応に、ちょっと学校と街で差があったって感じ？

岡田　そう。差があった。三月一三日は授業もないし、「もしかしたらワンチャン日本人も強制帰国かもしれん」って思ったから、友達とおみやげ屋さん回りまくって、それでも、回りまくれるくらいおみやげ屋さんは開いてたし、（平川　そうなんだ…）そうそうそう。三月一三日の夜とかは、日本人が二〇人以上くらい集まって、ドイツ料理のお店に行ったけど、それでも、そこの店満席だったし、日本人が二〇人以上行っても、お客さんとか店員さんもふつうって感じ、だったかなぁ。三月一五日には、私ハイデルベルクの一番の観光名所のハイデルベルク城に登ったんだけど、その日ってけっこう晴天で、ほかの観光客めちゃめちゃおって、三月一五日までは、ふつうの観光地って感じだったんだけど、三月一六日に、事態が急変しちゃって、三月一六日に、学食って人気で、日本人留学生とけっこうばったり会うんだけど、みんなでご飯食べてるときに、ちょうど日本政府が、ドイツの渡航レベルを2に引き上げたから、東北大学とかほかの私学の学生の強制帰国がその時点で決まって、みんなもうどうしようー、慌ただしいー、慌ただしいー、みたいに、なっちゃって、その時点で、日本の大学ではっきりした対応がなかったのが、京大と阪大だけやって（笑）。阪大はもう、自分から言わないと、自分から教務に「これどうなってんすか」って教務に言わないと。それでも「えっでもまだ決まってないです。」みたいなのが返ってきて（笑）。京大の人たちとも話してて、「これどうするーかなー」ってなってて、三月一六日に、〔渡航レベルが〕レベル2に引き上げたときはそうなってて。でも私は「日本には帰らない」ってそんときは思ってて。まだ単なる風邪だと思ってたから、しかもその日の三月一六日の夜に、ドイツ人の友達からめっちゃ深刻なラインがきてて、「明日から、日用品、お店以外はすべてのお店が閉まるから、もう知紗希ちゃんたち帰ったほうがいいんじゃない？　帰りなよ！」っていうメールがきて、だから三月一五日、そう昨日の時点ではお城行ったりアイス食べたりしてたのに、急に変わったなって思って。
平川　三月一六日の時点では、まだ、街から宣言とかは出てなかった？
岡田　出てなかった。全然知らなくて、たぶんニュースではやってたんだろうね、でもニュースなんて見なかったから、テレビないし、だからドイツ人づてで聞いて、三月一七日以降から、だんだん厳しくなってったって感じかな。ドイツの街自体も店がだんだん閉まったり、警察が、開いてる店しょっ引いたりしてて…
そうそう。
平川　一六日くらいからちょっとずつ事態は変わってって、結局帰ったのは二三日？やと思うんやけど、帰るのを決めるまでには、どういう考えがあったりとか、どういう学校からの連絡とかがあったりしたのかな？
岡田　ほんっとうに直前まで日本に帰る気はなくて、なんでかっていうと、まずただの風邪やと思ってたのと、あと、たぶん私半年しか枠がなかったから、もう帰っちゃったら、たぶん、留学の枠がなくなっちゃうだろうなって思ってて、
平川　そうだね。半年って短いよね、けっこう。
岡田　そうそうそう。だからせっかく来た、勝ち取ったっていうか、面接とかも受かって、飛行機とかもとって、わざわざここまで来たのに、「いやいやもう絶対帰らへん」って思ってたんだけど。その過程って

いうのが、阪大生の文学部が三人おって、この三人でけっこう助け合ってたんだよね？　なんか一緒に相談しに行ったりとか、三人とも、三月二〇日の午前中まではドイツに留まるつもりで三人とも、「もう一緒に頑張ろうね」みたいな感じやったんだけど、三月二〇日の午前中まで。なんならその午前中に〔ドイツに留まるために必要な〕ビザの申請書とか書いてたし、本当に留まる気満々だったんだけど、でもその二〇日の午後に、宇野田先生から、強制に近い帰国要請が出て、阪大の対応としては、「原則として帰ってきてもらわないと困るんだけど、本人が帰ってこないのならこちらとしてはどうしようもないので、その場合は、親御さんや担当の先生とよく相談してね。帰ってこいって言われると思うけど」みたいなメールがきて、ハイデルベルク大学のほうからも、「なるべく帰りなさい」みたいなメールもきて、「〔ドイツに〕いたとしても、ずっとオンライン授業だから、普段ハイデルベルク大学が提供するような貴重な経験っていうのはできないからもう帰りなさい」ってメールがきて、私はそこで「あっちょっと帰ろうかな？」って、六割くらい帰ろうかなってていうふうになったんだけど、残りの四割、なんで帰りたくないかっていうと、さっきの枠がなくなっちゃうかもしれないから、っていうのですっごい揺らいでて。でもほかの友達はもう一年枠の子だったり、もう半年間ドイツにいた、去年の九月から行ってる子だったから、〔ほかの二人は〕「もうーじゃ帰ろうかなー」ってなってた。でもそしたら私一人になっちゃうし、「もうどうしよう」ってなってて、その三月二〇日の夜に阪大生三人で集まって作戦会議をして、「もう三人で帰るか」って話になって、私は枠が気がかりだけど、もうずっと家に閉じこもって、オンライン授業も受けれるかわからんし、オンラインって、その、家にWi-Fiがなかったから、その寮に。（平川　うわ、そうなんだ。）そう。パソコンも繋がらんし、だからオンライン授業もたぶん受けれないから、もう帰ろうかって話になって、帰る、って決心をした。で、次の日の三月二一日の午前に阪大から延期できますよ、ってメールがきたから、じゃあ帰ろうってなりました。三月二一日の午前は安心して、もう帰ろうかなーって、なりました。

平川　なら二一日の午前中に、正式にっていうか、自分の中でも。

岡田　正式に。そうそうそうそう。

平川　決めるときはやっぱりショックだった？

岡田　うんー。それはショックだったけど、「まぁ延期できるならいいやー」って思ってて、お金なくなったのもショックだけど、一番ショックだったのは、「延期できるから日本に帰るね」って家族に連絡したら、なんかすごい深刻な感じで妹からラインがきて、「めっちゃ申し訳ないし、すごく言いにくいんだけど」みたいな。「なんやろうな」って思ったら、「ドイツから帰ってきたときに、実家に帰ってこないでほしい」って言われて、私初めての海外で、この留学が。初めての海外留学がこんなこんなで頓挫しちゃって、めっちゃ緊急事態なのに、帰ってこないでほしいってどういうことー？ってなっちゃって、まぁおばあちゃんが一緒に住んでるから［コロナウイルスへの感染が］怖いって話になって、そんときは了承したけど、もう電話切ったあと一時間くらいメソメソしてて、（平川　それはまぁ家族に言われたらちょっと…）そうそう（笑）。すごいショックだったし、でもそうもやってらんないから、急いで帰国の準備をして、実は、みんな三月一六日、一六日にさっきは急転直下でレベル2になったから、ほかの大学生が帰るって話したじゃんか？　でもそんとき私たち帰る気なかったから、帰国組からめちゃめちゃ大量の荷物をもらってたのね？

で私たちも急に帰るってなったから、帰国組から布団とか食料とか炊飯器とか、もういろんなもの預かってたの、これどうしようってなって。でもその京大組は全員残るって話してたから、もう京大組に全部押し付けて（笑）、そうだからその二週間くらいかけて本当に住める準備を整えてきたの、本当に住めるって感じになったのに、それを片さなきゃいけないから、すごい急いで帰国の準備をしたかな。で、三月二一日に、また夜集まって、阪大生で。「いつ飛行機出発する？」って話になって、なるべく、なるはやでってなったから、もう三月二三日の飛行機をとって、だから三月二一日と二二日で家の片付けを全部したって感じかな。

平川　二一日に決めて、二三日に帰るってけっこうすぐだよね。

岡田　（笑）。もうね、すっごい頑張った。

平川　すごいバタバタするし、飛行機も…えっすごっ。大変だね。そっからフライトもあるのに。（岡田めっちゃ頑張って、本当に。）で、二三日に帰ったんか。日本に着いたのは二四日？

岡田　そう二四日の四時くらいに着いたかな。

平川　夕方？

岡田　うん、そう。

平川　夕方の四時ね。日本に着いてからはどうだった？

岡田　全然情報がなくて、錯綜してて、情報が。（平川　うーん、そうなんだ。）そう。本当に羽田で留めおかれるのかわかんなくて、一応みんな伊丹まで買ったんだけど、もう羽田まで着いたら、添乗員さんに「ヨーロッパ帰国組は、もう乗り換え便も日本の中で一応公共交通機関だから使えませーん。」って言われて、羽田で放り出されたって感じかな。

平川　じゃあそっから伊丹までの飛行機も乗れなかったこと？

岡田　そう。乗れなかった。

平川　そっから宿泊費とかの、別に、あれ〔保証やサポート〕もなく？　なんだろ、補助…

岡田　そう、なく。補助もなく。どうするどうするって三人で言ってて、三人とも、両親が迎えに来たくないというか…

平川　まああでも来れない状況ではあったよね。

岡田　（笑）。うん。なんか、私の両親はまずおばあちゃんがいるから、来れないっていうか、行けないっていうか。感染が怖いから行きたくないって言ってて、残りの二人の友達の両親は、学校の先生だったりとかして、仕事場から、なるべく娘とか息子であっても、ヨーロッパ帰国者とは接触するなっていうお達しがきてて、だからもう迎えに行けないってなって、三人でどうしようってなってたら、宇野田先生、本当に神だと思うんだけど、宇野田先生が「自分の、僕のクレジットカードでとりあえず三人分のホテル予約しておきました。」って（平川　えっ！）、そう（笑）。って言ってくれて、だからとりあえず羽田着いて、羽田着いてからー、二泊…か、そう二泊分宇野田先生が、先生のクレジットカードでとってくれたから、とりあえず安心したかな。この二日間の間でどうやって羽田から、大阪まで帰るか、考えようってなってて、羽田着いて、えーっと検疫か。検疫も、「何されるんやろうな。」って着くまで本当にわかんなくて、情報がなくて、行ったら、なんか並ばされて、検疫官に、質問されるだけ。もうそれだけだった。

平川　じゃあなんか具体的な検査とかはなく、口頭で…。

岡田　うん、全然なかった。そうそうそう。なんかサーモグラフィーみたいなのはあったけど。でも飛行機の中で、私は飛行場を出たあと、だれだれの、こういう手段で家に帰りますっていう報告書とか、あと、これを破った場合、法律のなんとかかんとかに違反したってことで罰せられるのを了承しますっていう、誓約書？　みたいなのを書かされて、それを一緒に検疫官に提出して、で「本当にこういう手段で帰るんですか？」みたいな言われて、「あっ帰ります、帰ります。」で。それだけだったかな。それだけで、検疫官の人も優しくて、「君ヨーロッパから帰ってきたの？」「帰ってきました」「大変だったね」ってなって、「今、日本のニュースとかで、海外帰国組への風当たりが強いから、もう不用意に『ヨーロッパから帰ってきました。』って言わないほうがいいよ。」って検疫官の人に言われて（笑）。（平川　優しいね。）「あっそうなんですね、気をつけますね」って話をしたかな。そんくらいかな。

平川　で、羽田の周辺で二泊して、ってことやんな？　（岡田　そうそうそう。）で、そのあとどうやって、どうやって大阪帰ったの？

岡田　それが…（笑）、羽田の周辺で二泊しているときに、ちょうど、阪大生の外語〔＝外国語学部〕組が二五日に、二六日か。外語組は二六日に帰ってくるっていう情報を掴んだのね。

平川　それは、メールとかがきたってこと？

岡田　いやラインで。けっこうやりとりしてて。外国語組は、二六日に成田に着くわーってなって、じゃあ阪大生五人揃うやん、ってなって、そのー、外国語学部組のうちの一人に、なんていうんかな、自動車部の子がおって、すっごい車の運転好きだし、レーシングカーっていうの？　その競走用の車の免許を持っているようなすごい子で、「じゃあその子の運転で、レンタカーで帰ったらよくない？」って話になって、だから、私ら先に着いてる文学部組が、そのレンタカーとか予約して、レンタカー確保して、で二六日に外国語学部組がレンタカーとって、五人で帰ってきた、レンタカーで。

平川　そうなんだ。ちょっと楽しそうだね、なんか。なんか楽しそう…

岡田　そうめっちゃ楽しかった（笑）。けっこう楽しかった（笑）。

平川　レンタカー…そうなんだ。レンタカーで、東京から大阪までってことやんな？

岡田　うん。その外国語学部の人には本当に申し訳ないけど、ドイツから日本に帰ってきて、フライト一二時間かかるのに、そのあとすぐ羽田から、阪大までの八時間くらいの道のりを運転させちゃって、一人で（笑）。（平川　すごいねー。）うん。その人は「運転好きだからいいよー」とは言ってて、その人の料金はもう取らずに、他の人たちの割り勘で、レンタカーのあれ〔料金〕は支払ったんだけど。

平川　でもそのくらい帰る手段がなかったたってことだよね。大学からなんかこういうので帰ってきたら？　とかもなかったの？　別に。

岡田　なかったなかった（笑）。全然なくて。もう宇野田先生が…もうこれ言ってもいいのかわからんのやけど、なんか宇野田先生にどうしようどうしようって連絡したら、「僕としては、政府や大学の対応はずさんすぎると思うし〔当時はまだ羽田や成田から大阪大学に直行する大学のバスは準備されていなかった〕そもそも関西とか九州とかの学生が羽田から公共交通機関使わずに帰ってくるなんて不可能だよね」ってなって、「こんなこと言っていいのかどうかわかんないけど、みんなが僕の知らないところで公共交通機関使って帰ってきても文句は言えない気がする。レンタカーだとかえって交通事故が心配だし。万一感染してた場合に大学が叩かれちゃうリスクはあるけど」みたいな話になって、宇野田先生はそう言ってたけど、阪大組でもしコロナ感染してたら、感染してて、ニュースになったら、超叩かれてたやん？　あんとき。〔平川　うん。そうだね。〕うん。それを三人とも親がめっちゃ心配してて、うん。だから、どうしようかなってなってて一、本当は新幹線で帰ろうかって話もしてたんだけど。

平川　うん。だって手段ないもんね。それしか。

岡田　そう。親がけっこう三人とも反対してたから。レンタカー高かったけど、レンタカーにしたかな。

平川　やっぱ大変で、日本で、大阪に帰ってきた、実家じゃなくて、自分の今の一人暮らしの家に帰ってきたってこと？

岡田　うん、そうそう。帰ってくんなって言われたしね。ショックだわ（笑）。

平川　日本に帰ってきて、なんだろ、人生を変えたり、夢を追いかけたりするために留学行こうと思って、それが閉ざされたことについて、どう考えてたのかな、っていうのを聞きたいです。これが一番聞きたいことなんやけど。

岡田　うーーん…なんか素直に悔しいなって思って。コロナウイルスが流行るなんて、ぜっんぜっん、夢にも、思わなかった、じゃない？　去年の一〇月決まったときには、まさかこんなふうになるなんて思いもしなかったし、今年始まってからも、正月、とかも、全然、みんなで「あっドイツ行くんだね。おめでとう。」みたいな感じやったのに、なんか急に広まり始めて、本当にバタバタして帰国ってなったし。

平川　なんか信じられないスピードだったよね、いろんなことが。

岡田　そーう、びっくりした。めっちゃびっくりした。今までの努力がなんかふいになっちゃって、すごく悔しいなーって思ったのと、あとそれと、逆にっていうかさらに、どうしてもやっぱ行きたいなって思った、留学に。ちょうど三週間くらい行ったわけだけど、もうすごい楽しくて、ドイツ留学が。ヨーロッパの人に囲まれてて、窮屈な思いはしたりはしたんだけど、でもなかなか話してみると楽しいし、日本と全然違ってて、慣習っていうか習慣っていうか。それを知れて楽しいし、もっと住みたいなって思ったから、もしコロナで留学が頓挫しても、なんとしてでも、行ってやろうって思って、まぁ次の年の枠に応募するとか、院進して応募、留学するとかでもいいなって思うくらい、留学への思いが募ったっていうか。

平川　あーー。悔しいだけじゃなくて、逆に希望が、じゃないけど、目標ができたってこと？

岡田　そう、魅力的だったかな、すごく。

平川　じゃあさっきちょっと録音する前に聞いたけど、今後の予定とか展望について聞きたいです。

岡田　はい。今後の予定は、二〇二〇年の一〇月から一年間留学する予定です。無理言って一年にしてくれって言ったら、通っちゃって希望が（笑）。そう通してくれて。

平川　えー。それは教務に言ったってこと？　大学の教務に言ったってこと？

岡田　そう、教務に言ったら、ハイデルベルク大学に問い合わせしてくれて、調整してくれてあっちで、一年に枠伸ばしてもらって。だから一番体験したかったヨーロッパの…夏か。夏も行けることになって、だから二〇二〇年の一〇月から、二〇二一年の八月まで、やったかな。

平川　一〇月どうやろうね、行けるかな。行けるといいね。

岡田　コロナウイルスとかなかったら、九月からだったんだけど、なんかハイデルベルク大学が、予定変えて、正規の授業は一一月から始まります。

平川　あと三ヶ月後とかか。いや、どうだろうね。

岡田　収まるんじゃないかなと個人的には思ってるけどね。

平川　すごいスピードだからね、いろいろ。本当収束までは早いといいなと思う。私も行きたいし。すごい。もうそんな予定までたってるんだね。すごいわ。

岡田さんはこの時点で「三か月後」の収束を予想しているが、結局二〇二〇年秋からの留学はかなわなかった。こつこつ貯めていた留学の費用を充てて京都大学大学院に進学し、以降一度も海外留学はしていない。進学するという進路は、コロナ禍でなければ考えなかったという。

岡田さんの語りは、念願の留学を中断された悔しさを前面ににじませながら、しかし不思議とあっけらかんとしている。さまざまな戸惑いやショックを感じながら帰国する過程であるものの、読んでいて印象に残るのはむしろ、個々人の立場で岡田さんたちとともにあろうとする人たちの温かさであり、難局を切り抜けようと知恵を絞り、楽しさすら見出す岡田さんたちのたくましさである。

研究室のつながりで後日談を聞いても、何もかもはつらつと振り返っているように感じられるのが印象深い。いまもスマホには、レンタカーに乗り込んで東京から大阪まで帰る道中、みんなでピースをして記念に撮った写真が保存されているそうだ。（上垣皓太朗）

「緊急事態」にすれ違う友情

語り手　中安陽菜　（生年　二〇〇〇年）
聞き手　野田朝香
聞き取り日時　二〇二〇年六月一四日（日）一三時三五分～一四時二三分
聞き取り場所　語り手の自宅（兵庫県）と聞き手の自宅（和歌山県）（オンラインによる）

語り手の中安陽菜さんは当時大学三年生であった。イギリス留学中に新型コロナウイルス感染拡大に伴う「緊急事態」により帰国を余儀なくされた経験を語ってくれた。隔離期間中最も辛かったこととして、中安さんが「友達に心無い言葉をゆわれたこと」を一番に挙げているのが印象的だ。後半では、「緊急事態」を通してSNSやメディアとの付き合い方に変化が生じたことが語られている。聞き手と語り手のおふたりは、大学は違うものの留学先で知り合い、親しくなった。中安さんは野田さんを「ねえさん」、野田さんは中安さんを「陽菜」と愛称で呼びあっている。留学が中断となった後も、頻繁に連絡をとり、情報交換をしていたそう。（久保はるな）

野田　隔離期間中に、一番しんどかったなあ、とか困ったなあと思うこととか、辛かったこととかってある？

中安　友達に心ない言葉をゆわれたこととかな。なんかねえ、すごいみんなが遊んでたのよね、この時間、時期に、私らが自粛隔離中に。一番ちゃんとせんといけんっていわれとるときに。ちょうど志村〔けん〕さんが亡くなったのは私らが自粛期間、自主隔離してたときやったから。そういうのを見て、すごいしんどかったっていうか。みんなが遊んでるのをみて、すごい危機感を覚えたっていうか、日本も同じようになるんじゃないかって、実際の死者数とか、感染者数は世界に比べたらだいぶ少ないのは少ないんやろうけど、日本人は、日本はね。やけど、実際すっごいかかったやん一時期、すごい増えたやん、ぶわーって。だからなんやろ、そういうのを通して、やっぱり、ちゃんと家におろうよっていうのを〔SNSで〕呼びかけとったけど、やっぱ、それで、ちゃんと響いてくれてる子には響いてたんよ。やけど、けっこう仲いい友達とかが、ああゆうの見たらすごいなんか、なんなんって思ったってゆう話をされまして。そのときはすんごいしんどかったな。そういうつもりじゃない、なんなんて言われるのも私からしたらどういうつもりなんやろうって感じやったし。

野田　うん。

中安　その子からしたらちゃんとしてるのになんでそんなこと言われんといけんのって思ったんかもしれんけど。私はちゃんとしてる人に対してゆってるつもりじゃなかったし、仕事してる人とか外に出なければいけない人に対して別にゆってるわけじゃなくて。なんていう、遊んでるやつが、ってゆったら（笑）、ゆったら用もないのに、外に出てる人たちに対しては、すごいそういう〔人が〕、おったから。その時期に旅行してる子たちとかがおったからさ。私はその人たちにやめとけよってか、今じゃなくていいやん、あとでできるやんていうのが。うちらがこうやって自主隔離されてるなかで、そんなことが平気でできるのが本気で正直分からんくって。だから、もうちょっと危機感抱くべきじゃないのっていう事言ったのが、あんまり、その子には伝わってなくて。しかもその時、けっこうメンタル的にやられてたからさ。なんか、ずっとストレスとかでこう、があーって、追い込まれてたっていうのもあって、その時はすごい、それを、その言葉を言われたときはすごいしんどかった。

野田　ううーん。

中安　今は、仲良くなりました、仲直りしました（笑）。仲直りしました。

野田　よかったよかった（笑）。そっか、その家にいようよっていう呼びかけをしたのは、SNSを通して、陽菜のフォロワーとか、じゃない人たちに向けて、言った？

中安　そう。そうそうそうそう。Aっていう子がおんねんけど、イギリスで出会った。その子とか、あとBさんとか、その人もイギリスのイーストアングリアで出会った方なんやけど。そういう方とかがいろいろ発信してるのをみて、Cとかもそうや。Cとかも発信してたり。なんか家におろうよみたいな。やっぱりそういのも見てやっぱもっと私もゆっていくべきじゃないかなあって思ったりもして、ゆったなあそういうことを。発信する、発信せんよりは、自分の意見を述べるのが、まあ言い方はあるかもしれんけど、自分の意見をゆってもいいと思ってるから、そういうプラットフォームでもあると思うから、そういう形で使わせていただいた、SNSを。

野田　他の媒体を通して伝えたりとか、っていうことはした？　SNS以外で。

中安　SNS以外は…　友達とかに直接はゆった！

野田　うーん。

中安　だから、友達がストーリーとかで遊んでるのをあげとったら〔言った〕。全員が全員じゃないで、さすがに、そんなん、自粛警察みたいな感じじゃないけど。自分がめちゃくちゃ仲良くって、この子には無事であってほしいって願ってる子たちにだけゆった。ちゃんとしてほしいなって思う子だけに、直接的に、家におって、おった方がいいんちゃうのっていう言い方はした。

野田　そうやね。おっけい、ありがとう。そしたら、もし差し支えなければでいいんやけれども、友達から家にいようよってゆった投稿に対して、なんなんって言われたときに、ストレスも他に抱えてたって言ってたけど、具体的にどんなストレスだったかとか、辛くなければ、もし、しゃべれるところまで、しゃべってもらえれば…

中安　基本的に、わたしが外に出たい人なのよ。出かけるのが好きで、好きやったから、けっこうそれがしんどいっていうのもあったし、ごはんが自由に食べれへんっていうのもそうやし、友達に会えへんっていうか、帰ってきてから全然知らん土地で一人、一緒におった子もおったけど、一応X大の子たちで三人集まってはいたけれど、正直めちゃめちゃ仲良いって感じでもなくて、なんてゆうのかなあ、全然しゃべるんよ。お友達ではあるけど、めちゃめちゃな友達、だからゆうたら、ねえさんとか、Cとか、Dとか、Eとか、Fとか、Gとか、Hとか。そのへんの、とはまた違うのよ。信頼関係的なのがまだそこまで築けてないというか。だから、あの、思いを吐き出すのもちょっとしんどくて。たぶん一回泣きながら、たぶんDとAと三人で電話したりとか、幼馴染に電話しちゃったりとか、なんかそういうのをしちゃうぐらい。自分が今ほんとにそんなに病むってことはないんやけど、私がふさぎ込んで、辛くなるってことはあんまりないんやけど。初めてそれぐらいな感じに。なんにも手につかないっていうか、なにもしたくないというか、早く家に帰りたいっていう。日本におるけど、イギリスに帰りたいか、自分の実家に帰りたいっていう思いがずうーっとあって。そうねえ…なんにも楽しいこともなかったし、ただひたすらに。課題とかも残ってて。そう大学の。なんかすごーい…なんだろな…　しんどいなって思った（笑）。ひたすらに。

野田　その時のじゃあ具体的な生活ってどんな感じだった？　ごはんとか、どうやって調達してたかとか、何食べてたとか。あるいは…

中安　ああ、ごはんは、基本的に…

野田　うん。

中安　言いたい、ごめん、大丈夫？　えっ、基本的に、コンビニかスーパー。

野田　うんうんうんうん。

中安　ウーバーイーツを頼んどったけど何回か、でもウーバーイーツはホテルまで届けられんみたいな。なんかデリバリーはちょっとやめてくださいーっていうのをホテル側に言われて。二、三回だけ、二、三回だけ、ウーバーイーツ使ったかな、ぐらい。あとはもう全部コンビニ飯、とかを買い込んで、それを食べるっていう生活やった。

野田　ごはんもなかなか満足に食べれんかった状況で、しかもストレスもたまるし、何も手につかない、っていう状況だったたって、さっきゆってたけれど、じゃあその、けっこう塞ぎ込んでしまって、ずっとぼーっとしてる時間が多くなったとか、そういうことってあったりした？

中安　あったあった。全然、あった。ふつうに、朝起きて、ぼーっとして、何もせんと、携帯触るか、何もせんとひたすらにぼけーっとしてる、なんかベッドで寝てるか。なんかそんな生活。だったかなあ。食べるかそれするか、みたいな感じやった。

野田　同じ、一緒に他のX大学の子たち、三人ほどと一緒におったたってゆってたけど、その子たちとは同じホテルにいたわけではない？

中安　同じホテルにおった。でも、部屋が別。

野田　部屋が違う。ああ。

中安　でもまあできるだけ関わらんようにはしてたかな。とくに男の子が一人おったんやけど、その男の子の親御さんが、そのさっきもゆったけど公務員の方で、自分がかかってしまったら、親がっていう。名前が出されちゃうから。迷惑がかかると。で、だから、俺は絶対にかかれへんっていう話をずっとしてたから、ま、できるだけ一緒におらんほうがええなって。ゆって、おらんようにはしてたかな。

野田　はい、おっけい、ありがとう。そしたら、次はちょっと話をですね、SNSのほうに…いきたいんだけれど…陽菜はもともとSNSとかもよく使っているから、付き合い方とか使い方っていうのに関して、とりわけその東京での二週間の自主隔離期間中のあいだなんかで、変化とか、なにかあったりはした？

中安　なんやろ、使い方としては、今までそういうSNSって、わたしは政治的なものとか、そういうのを発信するのを避けてたの。てか、嫌やってん。自分が、そういう。なんか、お高く留まってるようなやつにみられるのが（笑）。

野田　うん。

中安　そういう。まあ実際にそういうことに興味を持ち始めたのも、大学に入ってからやし。やけどまあそういうことを意見するのってけっこうやっぱ勇気がいるっていうか。やっぱ日本って、そういう政治的なものとか、宗教的な話とか、やっぱタブーなところがあるから。あんまり話さないほうがいいってゆうか、国際的な問題とかも。そんなあまりみんな触れたがらへん話やから友達同士とかでは。やっぱ楽しい話とかしたい子のほうが多いと思うから。

やけど、でも、イギリスとかでのや〔留学経験〕を通して、フェイスブックとかでも見て思ったけど、やっぱみんな思ったことをちゃんと発信するんよね、みんな、イギリス人の方々って。政治的なときもそうやし、選挙とかもそうやし。なんかそういうのを見て、ああ、やっぱ、そういうのって大事なんやなってゆうか。自分の意見を、一意見としてSNS上で発信する。もちろん、伝え方っていうのもあるし、そこにはちゃんとモラルってものが必要なのは十分承知のうえで、の話やけど、自分が、この問題に対してはこう考えてる、というか、こういう問題があるんだっていうことを知ってほしいっていうのを広めるためにSNSを使うっていう方向もありなんだなっていうふうには思い始めた。

だから実際にあのときはちょっと、精神が精神やったから、廃れてたから、言い方にも問題があったかもしれへんなって自分でも思ってるし、その友達が傷ついてしまったというか、ムカッと、というか、腹立つって言わせてしまったってゆうような感じで、自分の言い方に対してちょっととげがあったのかもしれないし、言い方に誤解があった、語弊のあるような言い方をしてしまったのかもしれないし、そこに関しては自分の反省点でもあるから、そこはちゃんと使い方を、ちゃんと投稿する前にちゃんとそういうところを確認しんといけんなと思ったけど。

でも、今回のその、ブラックライブズマターとか、今の黒人差別問題とか、そのへんの問題に対しても、自分がどう考えてるか、っていうことを、まあ、情報をちゃんとしっかり自分で収集したうえで、発信するっていうのは大事なことなんじゃないかと、思うようにはなった。

野田　やっぱり自分の意見をどんどん発信していこうっていうふうに思うきっかけとなったのも、イギリスに留学したっていうことはすごく大きな影響だったと思う？

中安　うんうんうん。思う。思う。あと、やっぱイギリスに留学した日本人の子たちも、やっぱりそういう考えになってたっていうのもある。同じような感じになってたというか、自分の意見をしっかり伝えるっていうか。ダメなことはダメってみんなに言えるようになったのはおっきいかなとは思う。

野田　なるほど。そのじゃあ、自分の意見を発信する手段としてのＳＮＳだけじゃなくて、情報収集の意味では、どういうふうに使うようになった？　たとえば、友達とか他の人の誰かの投稿をどういうふうに見るようになったりとか、それに対して、どういうふうに反応するようになった？

中安　うんうん。そのまず、それがフェイクニュースであるかどうか。よくリツイートしたりするやんか、友達とかが。こういうのがこうらしいよ、ああらしいよってゆって。面白いと思ったものとかを、みんながいいねしてリツイートして、それがどんどん回っていくっていうのがあんねんけど、そういうのが回ってきたときに、それがほんまに、本当の情報なのか偽の情報なのかをしっかり見極める必要があると、ちゃんと思ってて。自分がそうやってリツイート、いいねするときもそうやし、彼女たち、彼、うちのその友達から回ってきたそういう投稿とかもほんまにそういう情報なんか、デマじゃないのか、っていうのをちゃんと見るべきやなとは思ったから、だから、そういうのを調べるようにはなったかな。ほんまにそうなのかってのを調べるようになった。たとえば、そのコロナの薬、ある種の薬を飲んだら、コロナが悪化するっていう投稿が回ってきたのよ一回ツイッターで。先輩が載せてて、それを。で、それがほんまかどうか分からんかったから、そういうのをちゃんと調べて、ネットで調べて、ほんまかどうかが、判断する。

野田　うんうんうんうん。

中安　で、実際に同じような記事とかが見つかって、それが、信ぴょう性は、低くはないというか、なんていうん。まそういう、もしかしたらいくら信ぴょう性が高いやつでも間違ってる可能性だってあるかもしれんから、絶対あるとはゆえへん、っていうのは分かってるうえで、間違ってはないだろうかなっていう、ののやったから、たぶんそれをねえさんにも送ったと思う。

野田　うん、もらったもらった。

中安　だからそういうのを、そう、見たりするようになったかな、リテラシー的な意味で。

野田　うん、なるほど。そのじゃあ、コロナに関するニュースであったりとか情報っていうのも、たとえばテレビのニュースだけじゃなくって、SNS上でまあ出回ってるフェイクかどうか分かんないような言説とかにも注意を払いながら、情報収集っていうか。

中安　うん。うんあとやっぱ私、あんまりテレビのニュースが好きじゃない。あれは、すごい…最近…思うのは、すごいバイアスがかかってるというか…専門家でもない人が語り始めちゃったりしてるから。

野田　うんうんうん。

中安　なんか、そうやなあ、なんか、テレビって、やっぱその人が考えてる情報を発信したいっていうかたちのが多いと思うから、どうしてもそのような意見をゆってくれるような人を集めがちなんよね。だからバイアスがどうしてもすごいかかっちゃって、ゆうたら悪いけど、煽るような、不安とか、そういうのを煽るようなニュースが多かったから、あんまり見ないようにしてたな。とくにお昼にやってるやつ（笑）。お昼にやってるのは、あんまり。やっぱ長いからさ、すごい、お昼にやってるニュースは。朝はすごいみんな忙しいから、短い間隔で、バンバンバンバンってやってくれるから、ほんまに必要な情報だけを手に入れることができるから、すごいそれはありがたかったんやけど、昼のニュースっていろんなことまですごいぶち込んできて、なんていうの。すごい不安を煽るというか、すごい扇情的なものが多かったから、あんまり見ないようにはしてた。お母さんも見たくないってゆってたから、弟も。そういうのは、もういいってゆってたから。いつもお昼は流してない。そうゆうのは流せんって。流さんくしてた。

野田　そのじゃあテレビニュースをあえて避けるとか、見ないっていう行動をとりはじめたのは、今回の緊急事態下で、より強くなった？

中安　そうかもねえ。

野田　前と比べてどう？

中安　前と比べてひどくなったかっていうことやんね、扇情的なのが。

野田　まあ、内容もそうだし、陽菜のテレビのニュースに対する付き合い方っていう意味で、変わったか。

中安　もともと私あんまりそんなにテレビを見る人じゃないんよ。そんなじっくり。やけど、やけど、でも、テレビに対する付き合い方は変わったかもしれない。うん。

野田　具体的に…

中安　なんやろ、もっとあんまり…そうやなあ、昔はけっこう、ニュースもちゃんとたぶん見てた、というか流れてたら見てたと思うのよ、お昼とか。
野田　うんうんうんうん。
中安　うん。でも、わたし今流れてても見んくなった。昔はちょっとリビングにおるときとかはちょっとくらい見てたりしてたんやけど。今はすごいそれを見んくなって。どっちかってゆったら、バラエティとかそういうのやってる時だけ見るみたいな。ほんまにあんまりニュースを見ようと思わんくなったというか、昼夜のニュースとかをとくに、見んくなったかなあと思うし。そうね…うん、そんな感じかな。

中安さんのエピソードからは、コロナの感染拡大がごく普通の交友関係にも大きな影響をもたらしたことが分かる。「緊急事態」を通して、普段問われることのなかった価値観やモラルの違いが明らかとなり、交友関係ですれ違った経験をした人は多いのではないだろうか。私自身も外出自粛への意識の違いにより友人と気まずい思いをした経験があり、中安さんと自分の姿を重ねながら読んでいた。
中安さんが外出自粛を呼びかけたのは善意による行動であったが、そのことに反感を覚えた友人がいたという語りからは、行動自粛は最終的には個人の判断に委ねられており、そのことで不信感や緊張感が生まれ、時には亀裂が走ることもあった当時の世相がよく伺えると思う。（久保はるな）

頑張ってタメで喋りたい

語り手　左海萌（生年　二〇〇〇年）
聞き手　橋舞衣
聞き取り日時　二〇二〇年六月二二日（月）一四時一二分〜一四時三八分
聞き取り場所　語り手の自宅（奈良県）と聞き手の自宅（大阪府）（オンラインによる）

語り手の左海さん、聞き手の橋さんはともに、二年生に上がり、日本学専修の同級生になったばかりである。外出自粛生活が始まり、文化交流史演習もオンライン授業に切り替えられた。オンラインを通してだれかへの聞き取りをすることになった二人は、ここまでに面識はなかったお互いを、聞き取りのパートナーに選んだ。そういうわけでこの聞き取りには、新しく同級生どうしになった二人が、リモートで少しずつコミュニケーションを深めようとしている様子が記録されている。（上垣皓太朗）

橋　なんかほんとにわかんないんですよね。これがオンラインやからわからんのかほんとにただただ情弱過ぎるんかもわかってないんですけど。

左海　私もその、あれってなんか「この演習科目は何単位以上」みたいなのあるじゃないですか。

橋　ありますね。

左海　ああいうのもぜんっぜん分からなくて、対面で説明してもらった方がわかるから、そうこれもオンラインだからわからないのかっていうのがちょっとわかんないんですけど。

橋　でもあれですよね。なんか対面で研究室とか行けて直で先生に聞けたらもうちょっといろいろ相談できたんかなとかもなりません？

左海　あーそれはめっちゃ思います。やっぱオンラインやったら質問もしづらいし。だからその点では早く対面にはなってほしいですね。

橋　そうですね。専修の友達はできました？

左海　新しい友達はひとりも出来てなくて、もともと一番仲良かった子が同じ専修なんで、まだ安心感があります。

橋　めっちゃいいですね。なんかむずいですよね、専修で絶対協力し合った方がやりやすいはずなのに全然こう、仲良くなれてないから。

左海　コミュニケーション、たぶんなんか私思うんですけど橋さんとこうやってやってるじゃないですか。

橋　はい。
左海　ずっと敬語やから絶対会っても最初敬語で喋って（笑）。
橋　ほんとですね、なんか聞き取りの敬語もありつつこの初対面敬語もありつつですもんね。
左海　うん絶対会っても多分敬語やろなって。
橋　頑張ってタメで喋りましょ。まだ私ら二回生やから、一回生やったら専修とかじゃなくてシンプルにどの人とも知り合えてないと思うと一回生大変やなって思いますよね。
左海　確かにすごい不安やろなとは思いますね。
橋　なんか文学部ってもともと友達作りにくいっていうじゃないですか。
左海　はい。
橋　なんで（笑）余計に。
左海　孤立しそう、孤立感がすごそうやね。
橋　ですね。
左海　孤独感か。

初対面の人どうしが、同じ場所で語り合うのではなく、ズームを通して話をし合い、聞き合うという仕方で相手のことを知らなければいけなかった。コロナ禍の期間を通して似たような経験をまったくしたことがないという人は少ないだろう。

このやり取りは、二〇二〇年初夏のコミュニケーションの貴重なひとコマである。会話の空気感のようなものが、いまでも伝わってくる。（上垣皓太朗）

第二章

コロナ禍を過ごしてきた阪大関係者が語る

二〇二一年度聞き取りから

二〇二一年度の春夏学期に、大阪で対面インタビューを必須とする演習に取り組むのは緊張の連続だった。序文で記したように、二〇二〇年度後半以降、文部科学省は対面授業を強く推奨していた。しかし、大阪では二〇二一年四月五日から二四日までがまん延防止期間、その翌日から六月二十日までが三度目の緊急事態宣言、さらにその後八月一日まで再びまん延防止期間と、授業期間のすべてが特殊な制約下にあった。さらにその後、四度目の緊急事態宣言が続くという全国のなかでも特異ともいえる時期だった。

大阪ではこの「第四波」（三月〜六月）の時期に、新型コロナの陽性判定を受けても適切な治療が受けられない、いわゆる「医療崩壊」が起きていた。開講を翌週に控えた四月七日には医療非常事態宣言が発出された。その後、四月中旬に吉村洋文大阪府知事は大学にオンライン授業の実施と部活動の中断を要請するに至っていたから、もし演習でクラスターが発生したらと気が気でなかった。大阪府は一〇万人あたりの死者数が全国でもっとも多いことがニュースで取りざたされ、暗澹たる気持ちになる日も多かった。

そんななか、対面のみの授業にもかかわらず二三名の学生が履修し、五つのグループに分かれて聞き取りに取り組んだ。二年間にわたってグループでの聞き取りをしないでいると、一度も対面のインタビューをできないままに卒業する学生が出てくるため、それだけは何としても避けたかった。

演習では本書で収録した他にも多くの方にお世話になった。学生の食や住まいなどを支える大阪大学生活協同組合の担当者、入学式・卒業式の運営を担当した大学職員、留学担当の教員にインタビューを行った。学生同士での聞き取りを除けば、普段接しているけれども改めてきちんと話す機会に乏しい人びとの視点から大学を捉え相対化する機会になった。

本章では、収録するインタビュー数を絞り、その分、長く掲載している。各インタビューには概要が付されている。一部の表現を監修者の判断で修正しているが、報告書掲載当時に各グループが作成したものとほぼ同じである。

一つ目の聞き取りは、大阪大学が作成した包括的な「活動基準」についてである。この活動基準は他大学でも参考にされた。それがどのようにできてきたのか、背景を知ることができるのは大きい。また、コロナ関係の対策にわたしたちの眼は集中しがちであるが、前段階として新型インフルエンザ対応があったこと、またコロナ以外にも様々なかたちでおこる大学に潜在する事件・事故のリスクに関する指摘は、コロナ禍を複眼的に捉えるときの助けになるだろう。それに加えて、聞き取りでは通常は固定されている、語り手と聞き手との関係が逆転するような、職員の方から学生へ逆に質問するような場面もある。

移動が大きく規制されるなか、それでも移動を求め、動いてきた石山さんの語りをおさめた二つ目の聞き取りで最も迷ったのは、実名での記載である。語り手と聞き手がよく相談し、最終的に実名というかたちになった。

学期の半ば、六月下旬からワクチンの職域接種がはじまり副反応が話題になったこと、終盤に近づいたころには、演習を終えた学生たちが試験やレポートの情報交換をしているのを見て、ありふれていたはずの久しぶりに見た光景に嬉しくなったのを思い出す。感染者を出すことなく終えられた最終日には、対策に協力してくれた受講生に感謝の言葉を伝えるしかなかった。

大学という空間の特性だろうか。聞き取りには、同時代の大阪の「危機」的状況はそこまで現れてきていない。「大阪モデル」に従って、通天閣が赤く照らされていた大阪で何が起こっていたのか、今後さまざまな語りと突き合わせることで、その個性も明らかになっていくだろう。（安岡健一）

コロナ禍のキャンパスを管理する
――「大阪大学活動基準」の仕組み

語り手　山本仁　安全衛生管理部副部長（二〇〇四年四月着任、五〇代）
　　　　中川優　総務部安全衛生管理室室長（二〇二〇年四月着任、五〇代）
※山本仁副部長は安全衛生管理部の専任の教員であり、総務部安全衛生管理室では安全衛生管理部に関する事務を行っている。
聞き手　角田実玲（日本学専修三年生）
　　　　鳥路真友香（日本語学専修三年生）
　　　　中塚蓮（日本学専修二年生）
　　　　西畑陽夏（日本学専修二年生）
　　　　保田凪澄（日本語学専修三年生）
※聞き取り当日、角田は欠席。
聞き取り日時　二〇二一年六月三日（木）一三時三〇分〜一四時二五分
聞き取り場所　大阪大学吹田キャンパス　安全衛生管理部執務室（語り手）、各自の自宅（聞き手）（オンラインによる）

概要

大阪大学のコロナ対策はどのようにして進められ、その背景にはどのような人々のどのような考えがあるのか。これは、コロナ対策の通知を受ける側の学生として、班員も気になっているところだった。

調べたところ、大阪大学のコロナ対策を中心となって担っているのは安全衛生管理部という組織だとわかった。そして、彼らによる活動基準が、我々の学生生活のあり方を決めてきたことを確認した。そこで、我々のグループは安全衛生管理部にインタビューすることを決めた。二〇二一年六月三日、聞き取りはズームを用いて行われ、当班からは学生四名、安全衛生管理部からは職員二名が参加した。

聞き取りの内容は「安全衛生管理部の仕事の概観」、「コロナ禍における大学と政府との連携について」、「本学と他大学との連携について」、それから「事務職員が抱えるジレンマ」などに及んだ。

聞き取り中の雰囲気としては、班員はいくぶん緊張していたが、職員のお二人が学生に対し気さくに話してくださったこともあって、リラックスして和やかな雰囲気でインタビューすることができた。

インタビュー中、教室定員の制限がどのようにして設定されたのかについて、建築設計と換気能力の関係を中心とした説明を聞く場面があった。その中で、山本副部長による「聞かれたらすべて説明できるようにしてます」という言葉があり、当日インタビューを行った班員としては、安全衛生管理部が打ち出してきた具体的な対策は、理論的な根拠をもって考案されたものなのだと納得することができた。

また、安全衛生管理部の職員の方がコロナ対策に強い思いをかけていると感じることもあった。それは終盤のこと、中川室長が「〔内容が〕どうやったら学生に伝わるんやろ」と苦悩にも聞こえる思いを吐露される場面があった。中川室長は「愚痴になってますかね」と申し訳なさそうに断られたが、その場にいた班員としては、素直な思いを聞かせてくださって有難い限りだった。大阪大学のコロナ対策を真摯に考えてくださっている姿に心動かされ、感謝の念を覚えると同時に熱い気持ちになった。ズームというオンラインのミーティングツールでも、思いの熱さは伝わるものなのだと気付かされた。

山本副部長は、新型コロナウイルス感染拡大に際して大学を閉鎖したときの苦労について、「閉めんの簡単なんですよ。閉める、言うたら終わるんで。開ける労力が大変なんですよね」と述べられた。それは、大学を開けていく際に「理由を付けていく」必要があるからだということも述べられていた。先に述べた「理論的な根拠をもってコロナ対策を打ち出す姿勢」も踏まえて、安全衛生管理部には、理論や調査に基づいて検証される合理性・正当性を重んじる姿勢があると思われた。

しかし、ひたすらに科学的な合理性を求めているのではないともわかった。大阪府から届くコロナ対策の方針にかかわる通知について、府と大学とが連携して大学側の意見をそこに取り入れることができれば、「学生も納得感がましになるでしょう」という山本副部長の言葉があった。また、安全衛生管理部が作成し、教職員・学生に向けて発信される表についても、見やすさを意識しているというお話があった。これらのことから、安全衛生管理部のコロナ対策においては、論理的な正当性だけを求めているのではなく、通知を受ける教職員・学生の反応が考慮されており、教職員・学生の心情への配慮がなされていた。

仕事の概観

保田　じゃあ、早速、インタビューの本題に入っていきたいと思います。ちょうど先日六月一日に新しい、阪大の活動基準が発表されたと思うんですけれども、今、お仕事は本当に忙しい感じですか。

山本　そうですね（笑）。この一年間むちゃくちゃでしたね。ねえ、中川さん。

中川　そうですね、僕はちょうど去年の四月から今のポジションにおるんですけど、僕が来た途端ずっと忙しいですね。疫病神でもついてきた（笑）。

保田　引き継ぎなども、あまりできずみたいな形ですか。…その、なんていうんでしょう、四月に新しく来て、その、新しいお仕事などあったかと思うんですけれども。

山本　中川さん、ここに来る前は、同じフロアやねんけど広報室、広報行ってて、で、ちょうど三月頃から、あのコロナの騒ぎになってですね、おかげさまで、広報課での送別会はできず、安全衛生管理部の歓迎会はできず、っていうのになって、噂では地縛霊になっているという。（一同　笑）送り出しもされてないし迎え入れもされてないで浮遊してる。

中川　間でふらふらふらふらしてるんですよ。（一同　笑）でもずっとほんとに四月からもうコロナにほぼほぼかかりっきりですよね。本来もっとね、色んなことを安全衛生管理部やることあるんですけど、なかなかそっちに仕事が割けない状況はずっと続いてるっていう感じですね。

山本　事故とか火事とか色んな緊急事態があったら、僕らが最初の初動をやるんですけどね、こんなに長丁場の緊急事態対応は僕も初めてですね。

保田　じゃ普段の活動よりも、なんていうんでしょう、仕事の量自体も増えたっていう形ですか。

山本　うーん、幸いにしてあのー…、緊急出動せんといかんような、大きな事故っていうのは、去年から起こってないかな、記憶の中では。

中川　そうですね。

山本　そうですね。そういう意味では助かってますね、皆さんの協力のおかげっていう感じはします。夜中になんか火が起こったりとかですね、色んなことございますが、わりとこの一年間はコロナ以外のことでは比較的静か…ではあったかな。

保田　それは、どうなんでしょう、外出しないからとか、関係あるんですかね。

山本　どうなんでしょうね、確かにねー、何か事故があったら報告してもらうシステム今やってるんですけど、去年の最初の緊急事態宣言のとき、あれは様子が分からんかったんで大学を思いっきり閉じる方向に行きましたけど、あんときは、学内の人数ものすごく減ってですね、でそれと共に事故件数もおもいっきり減ってですね（笑）。やっぱ活動することによって事故が起こるなっていうのははっきり見えたなーって。で、五月末六月頃から研究室も再開し始めると、じわじわと事故の報告も同様に上がってくるっていう感じ（笑）、になってきましたね。で、件数的にはそれなりの件数来てますけども、この一年間は比較的、軽ぅい、ヒヤリハットと呼べるようなレベルの事故、が多かったんでそれは助かりました。

保田　そうなんですね。やっぱり外出が、鍵になってくるんですね。
山本　うん、ってか、あの（笑）、大学の中でどれだけフルにみんなが活動してるかっていうのと事故は、件数っていうのは、相関してると思いますね。

大学と政府との連絡について

鳥路　昨年度の四月大学に入校禁止になったときとかって、それって、例えば文科省ですか、とかから、大学にそういう風にしてください、とかっていう方針が一方的に送られてきたりするものなんですか？
山本　それは、個々の大学の判断に任せられますね。
鳥路　じゃあ急に。
山本　むしろ、どっちかな、直接的な要請とかってのは、今でもそうですけど大阪府からやってくる方がきついです。で、その都道府県の事情に応じて、外出禁止とか色んな要請が出てきますけど、国が緊急事態宣言を出してそれに基づいて大阪府知事が具体的な大阪府での行動指針みたいなのを出してくるんで、それにあんまり無茶苦茶に反対するわけにはいきませんから、大学として大学の機能とか役割とかをできるだけ果たしながら、府の要請にも応えてっていう、バランスを取るというのが、我々の仕事やったような気もします。
中川　あれですね、去年確か休業要請っていう形は来ましたね。

山本　きましたね。文科省からも来ましたっけ。休業要請は？

中川　文科省どうだったかな…、でも少なくとも大阪府からは来ましたね。

山本　大阪府は来ましたね。てか文科省は静かやったような気するんですけどねあのとき…（笑）。で、大阪府から具体的にもう、休んでくれっていう休業要請が、府から来てました。で、それには従わなあかんやろっていうので、「八割人を減らせ」みたいな感じになってたんで、テレワーク率を思いっきり上げて、で外部の人を入りにくくして。うん、非常に静かな、閑静なキャンパスになってよかったですけど（笑）。ええこともないけどね（笑）。やっぱり学生さんがいっぱい来て、賑やかな方が大学らしくって僕は大好きです（笑）。

大学と府との新しい連携体制

鳥路　たとえば、大阪府に大学の意見を伝えるとかそういった機会ってあるんですか？

山本　これまでなかったんですけど、大学に対するメッセージっていうのがどうもなんか、少しずれてってなっていう感じがしてたんで、実はこないだから、大阪府の感染対策をあの実際にやってはる人［大阪府健康医療部］とですね、繋がることができまして。で、これはお互いウィンウィンな関係になって。向こうは向こうでその、大学の現場が分かってる人と繋がりたいが、どこに連絡したらいいのか分からんかったって感じやったんですね。で、大阪府が考えた文章をこちらから意見を言わせてもらったりして、これから大阪府が出す大学向けのところの、色んな要請ってのはもう少し我々が共感できる表現に変わるんじゃないかと期待してます。

鳥路　どういったところにずれてるって感じられたんですか？

山本　たとえば、いきなり紋切り型で「オンラインにしなさい」とか言われたらさ、「いやそりゃ分かるけどちょ待てよ」いう感じになるでしょ？

（一同　笑って頷く）

鳥路　そうですね。

山本　理由もなく頭から言われるとやっぱり僕らも反発するじゃないですか。で今回のあのメッセージ見てもらったら分かると思うけど、「人と人の接触を避けるために」とか、あと課外活動にしても「多人数での接触でのクラスターを予防するために」とかいう風に目的をはっきり書くようにしてくれってお願いしたんですね。

あれ入れるだけで、すごく分かりやすくなるし、「だからオンラインなんだ」とか「だから課外活動自粛しないといけないんだ」いうので、自粛しないといけないのは変わらんけれども、少し納得感がましになる効果はあったかなって思います。

前回〔三回目〕の緊急事態宣言のときに大阪府が出した色んな要請っていうのがあると思うんですが、それと六月一日で延長されたときの大阪府の大学に対する要請の表現がどう変わったかっていうの見てもらっ

たらその効果が分かると思います。（表1）

鳥路　そこに表れてるんですね。

山本　そうですね。大阪府の人ともよく話をしてですね、お互い思ってることとかどういうところに注意せんとあかんっていうのは一緒なんだけど、向こうにするとその大学生や教職員という大学の人間に伝わる表現っていうのはどんなんか分からんって感じやったんですね。そこで意見を言わしてもらえたってのはかなり大きかったんじゃないかなって思います。

鳥路　去年の六月ごろから府と連携してという形だった？

山本　いや、あの、ついこないだです（笑）。

鳥路　失礼しました（笑）。

山本　ようやく会えたっていう感じにでしたけど、こんなことならもっと早く会っといたらよかったっていう感じですね（笑）。

大阪府も我々が分かりやすい表現ってのはどんなもんなんかってのが分かっていただけたし、こっちはこっちで分かりやすい表現で来れば、学生の皆さんへのメッセージの出し方もやりやすくなるしっていうので、これは、お互いプラスやったかなって思いますね。

表1　大阪府による「緊急事態措置に基づく要請：大学等へのお願い（特措法〔新型インフルエンザ等対策特別措置法〕第二四条第九項に基づく）」の変化

大学との連絡前

2021年5月12日〜5月31日	○大学の授業は、原則オンラインとしてください。
	○学生の皆様は、部活動は自粛してください。
	○発熱等の症状がある学生は、登校や活動参加を控えてください。

大学との連絡後

2021年6月1日〜6月20日	○授業は、人と人との接触をなるべく減らすため原則オンラインとし、困難な場合は、クラスを分割した授業や大教室の活用等により密を回避してください。
	○発熱等の症状がある学生は、登校や活動参加を控えてください。
	○多人数の接触によるクラスター発生を抑制するため、部活動の自粛を徹底してください。
	○学生寮における感染防止策などについて、注意喚起を徹底してください。

引用：大阪府（2021-6-21）「大阪府／緊急事態措置（令和3年5月12日から5月31日まで）について」
https://www.pref.osaka.lg.jp/kikaku/kinkyuzitai-20210425/kinkyuzitai-20210512.html（2021年8月9日最終確認）
大阪府（2021-6-16）「大阪府／緊急事態措置（令和3年6月1日から6月20日まで）について」
https://www.pref.osaka.lg.jp/kikaku/kinkyuzitai-20210425/kinkyuzitai-20210601.html（2021年8月9日最終確認）

教室定員はどのように定められているか

鳥路　大阪大学の、大阪大学独自の基準を決めるときって、去年、確か去年の四月の段階では一〇人以下の会議はコロナに関しては対面でやっていいという基準だったと思うんですが、今現在はどうされてるんですか？

山本　今は、その教室定員との兼ね合いと、その教室定員の三分の二以下で運用しろっていうのと、トータルとして概ね一〇〇人ぐらいまでっていうのが集会の基準になってますね。

それの実は算定根拠っていうのもあるんですけど、厚生労働省とかの国の医療関係の人が推奨してる換気の基準っていうのがあります。これが一時間あたり一人三〇立方メートルを換気、って言われてるのね。それだけしておけば一応、常に空気が入れ替わって、密な状態になることはないっていう風に言われてます。大阪大学の中の部屋の換気能力というのを調べてみますと、あのでかいビルディングですね、文学部文法経の総合研究棟の新館とか、デカい…なに、何棟やったっけあれ？

保田　豊中総合学館ですか？

山本　総合学館ね、豊中総合学館みたいなああいう大規模なところは、そもそもの設計の段階から教室定員に対して一人あたり三〇立方メートルで設計されてます。で、そのままで一〇〇パーで使えるんですけど、さすがにちょっと密な環境と思うやつもいて、あれですね。で、それ以外のあの古い建物とかちっちゃいビルっていうのは一人当たり二〇立方メートルで計算されて設計されてる。

それを三〇確保するために教室定員の三分の二っていう。要するに人数が三分の二になれば、おんなじ換気量でも一人あたりで計算すると三〇確保できるんで、それで教室定員を三分の二に今設定してます。

で、全部これを知っとれば三〇立方メートルで設計された部屋を別にパンパンにしたって別にかめへんてアレなんですが、それが阪大の中残念ながら混在してるので、現場の先生とか事務の人っていうのはそれをやると混乱するからもうそれやったらもう一律三分の二にしといたら分かりやすくていいやでやってます。

中塚　へー。

山本　「へー」って（笑）。

保田　大丈夫ですか？　その換気量っていうのはもともと何か建物を建てたときに書いてあったのか、それともコロナのこういう対面授業の出席者が制限されるっていう状況になってからその安全衛生管理部の方で調べたんですか？

山本　もちろんね、良好な学習環境を作るっていうので文科省が建物建てるときの基準っていうのを作ってます。それが二〇立方メートルっていうやつね。んで、それに対して大規模なビルっていうのは、大きなビルはビル管理法っていう別の法律がまた同時にかかってきて、そちらの法律では三〇立方メートルって決まってて、そんで厳しい方をとらないといけないっていう風になってます。それぐらいの知識は僕らは持ってたけど、具体的にどの建物が三〇でどの建物が二〇っていうのはコロナ騒ぎになってから調べ直しました。

保田　皆さんで手分けして、本当に、その建物に行ってってっていう形ですか。

山本　いや、まあとりあえず設計、能力ですね。だから大学には施設部っていうところがあって、そこで全ての図面と、どんな装備がされてるかってのが分かりますんで、まあ僕がヘラヘラと施設部に行って、「換気能力どうなってんの」っていうて聞いて（笑）、あぁこんな感じねっていうので。まあそれやったら三分の二でいけるねっていう。

だから情緒的に定員を、削減してるわけではない。ちゃんと、それなりの根拠を持ちながら、この一年はやってきたので、こういう風に求められれば説明できるっていう状態にはしてあります。（一同　笑）

でもこの説明するとまあ大体の人は、「あーそうなんだ」言うて納得してくれるんですけど、どうですか。

保田　はい、納得しました。（一同　笑）

山本　あぁ、ありがとうございます。…さて。

二〇二〇年四月に緊急事態宣言が出された直後の状況・雰囲気

中塚　あ、じゃあ次僕から、ごめんなさい。僕の質問お願いします。国から通達来たときの、四月、去年の、通達が来た瞬間ぐらいのバタバタ具合ってどういう感じやったかってありますか。エピソードとか、思い出とか。

山本　どうですかねぇ、中川さん、横で見ててどうでした？（笑）

中川　どう…やったかなぁ。あのときはね本当に、みんなまあ、国もそうだし僕らもそうだし、みんなが訳の分からん手探り状態で、物事を進めないといけなくって。でさらに、ゆっくりもしてられない。確か、四月のはじめぐらいに、もう何日後かには緊急事態宣言くるよ、みたいな、そんなスピード感の通達が来てたように記憶してるんで、その、わたわた具合といえばもう、もうわたわたでは済まない、わたわたわたわたわたぐらい（一同　笑）わたわたしてたんですけど。ん、まあ、ね、そんときにある情報を信じて、とにかくスピード感持ってやるしかなかったいうような状況でしたっけね、先生。

新型インフルエンザ対応の経験から分かる、大学を開く苦労・活動レベルの項目決定

山本　いやまあ、僕はね、前のあの新型インフルエンザのときも実は対応してて、ま、あんときの経験がでかいんですけど。閉めんの簡単なんですよ。閉める、言うたら終わるんで。開ける労力が大変なんですよね。一旦閉めたやつをどういう、それっぽい理屈をつけて開けていくのかっていうのはものすごく労力がかかって、でこれはねー、コロナ対策を担当してる理事にもう三月の初め頃から、言うてました。閉めんのは簡単ですと。でももう開けんのはそれの一〇倍ぐらいの労力がいりますっていうのを言ってて。

　で、三月末やったっけ、緊急事態宣言が始まったんか。まあそんときはもうビシッと閉めたらよかったんですが、もうその瞬間から僕は開けるための道筋作りを、四月延々やってましたね。ねえ（笑）。

中川　そうですね。だから、今はもうどこの大学でもやってるあの活動基準とか、ああいうのも、まあ、いち早くいうかねえ。

山本　うん。うちの大学オリジナルやと言っていいと思いますし、最近ちょっと出すのサボってたりするけど、レーダーチャート式の、今どういう感じになってるとかいうのもホームページで公開したのも、全国初かな。

これ、新型インフルエンザのときに、色んな講義とか研究とか色んな項目で、活動レベルが何番になったらこうなりますみたいな表は新型インフルエンザのときも各大学作っててんけど、あれをオペレートしたときに、でこぼこやっぱり出るのよね。

例えば課外活動を止めたいから、レベルを5にして閉めたいけど、全部一律に変わっていくと、課外活動だけ止めたいのに講義も止まっちゃうみたいなことに、色んなところでそういう不具合が、一〇年ほど前には出まして。で苦労したっていう記憶があったんで、それぞれの軸独自に動かせるように変えちゃったっていう（笑）。

だから講義は3にするけど研究は2まで落とすとかね。そういう微調整ができるようなシステムを考えて、で去年からやってみたら、まあまあ、なんとか。調整するダイヤルが多くなるとしんどくなるけど、五個とか六個ぐらいがちょうどええかな、いうぐらいでやりましたけどね。

実際には、閉めるときは僕自身は、それほどプレッシャーは、かかってなかったけど、閉めた瞬間から開ける理屈と、その道筋を考え始めて。で、ゴールデンウィークあたりかな、ようやく六月にどういう手順で開けていくっていう表を作って、中川さんの合格を頂きながら（笑）、理事んとこに持っていくという感じでしたね。そんな感じでした。だからバタバタしてるのはちょっとみんなとは、想像が違うところでバタバタしてたかな。

鳥路　うんうん。

中塚　まず、そのーシステムが阪大オリジナルっていうのがすごい。作ってくださってありがとうございますって言いたいです。

山本　はは（笑）。ああ、どうも。結構他大学からね、他の大学どうしてるか調べて、うちのやつが一番ええから真似させてくれっていって、頂戴っていうリクエストが来ましたね。[1]「どうぞどうぞ」っていう感じやった。（一同　笑）

他大学との連携・二〇二〇年四月授業開始時期の決定について

中塚　それに関連してなんですけど、気になっていたのが、その、緊急事態出るか出えへんかぐらいの当時って、すごい大学で対応バラバラー、やったと思うんですよ。

山本　そうですね。

[1] 大阪大学の活動基準と似ている基準を定めているところが複数あったが、中でも名古屋大学は、大学公式サイトに「また具体的な活動指針（レベル）については、すでに緊急事態宣言が出された大阪府にある大阪大学が作成した活動基準をベースにして変更を加え作成したものです」と記されている。名古屋大学「新型コロナウイルス感染症（COVID-19）における名古屋大学の活動指針―大学からのお知らせ」https://www.nagoya-u.ac.jp/info/二〇二〇0409_covid19.html（二〇二一年八月九日最終確認）

中塚　その、「うちはもう絶対オンラインでやります」とか、「いやでも半分は対面でやります」みたいの言ってるとこもあったりとか、で、そういうのんって、他大学同士、他大学と阪大とで話し合いがあったりとか、もしくは阪大が誰かのを参考にしたりとかはあったんでしょうか。

山本　えーっとまああの他大学の状況がどうなってるかっていう情報はそれなりに調べますけど、うちの大学はね、あんまり他の大学の影響受けてないですね。こうって決めたらこうやるみたいな感じで、それで物事走らし始めてから、そういやその他の大学はどうなってんのみたいな感じで調べ始めるみたいな。だから、そんなに周りに影響を受けながらやってきたっていう感じではないと思います。

でオンラインの授業に関しても、ＣＬＥのシステムが実は大昔から作ってあって。それを発動すればいいだけやったし。で、四月の頃に感染がちょっと拡大してて、授業の開始時期を遅らせて夏休みを減らすとか色んなシミュレーション実はやってるんですね。けど、結局それ、初期の段階で、これ、まあ四月も波が収まったとしても、次の波が来たら、もし、四月に開始を遅らして夏休みを最初から食いつぶしてたら、それ以上遅らすことができない。にっちもさっちもいかなくなるねっていうのんで、それはやめようと。んで、それやったら今ちょっとしんどいけども、学事暦通りにオンライン授業でスタートしておいて、安全のバッファーとして、夏休み確保しとこうっていうので動きましたね。

中塚　へぇー。バッファーをつくったんですね、なるほど。

不採用になった計画

保田　色々案を検討されたかと思うんですけど、何か他にも、考えたけども、実際はボツになってしまった案などって、ありますか。

山本　え、それは、いっぱいありますね。（一同　笑）っていうかありすぎてこれ（笑）。大学祭関係が全部潰れてますよね。であれは全部中央実行委員会と協力しながら、感染対策をしながらやるっていうシナリオが実は全部あります。

ただ、そこまで準備してるけど、これも世の中の感染の具合と、世間の心情なんかを見ながらやれるかどうかは分からんけど準備しとかんとできひんからっていうので作ってもらって。で僕が対策見て意見言ってっていうのんで作り上げた財産が、実はありますね。去年からのやつが。三回分。うん、だからまあ、それは決して無駄にはならんやろうし、将来的にそのシナリオさえあれば、またこういうことがあったとしても、ベースの考えできてるっていうので楽になるからっていうのでやってますが、まあそういうのもいっぱいありますし。まあなくなった学会もいっぱいあるし（笑）。

大学の公式行事もキャンセルしたのがいっぱいありますね。まあでもそれはしょうがないけど、や、でも、基本的には全てこの感染がある中での、どうすればいいかっていう計画だけは立ててあって、あとは実行するかせんかはもう、その直前になっての感染の具合と見ながらっていうのでやってました。

保田　じゃ、今でも、計画だけは、色々、パソコンなりにデータとしてたくさん保存はしてあるみたいな形、ってことですか？

山本　そうですね。幸い今年のね、卒業式と入学式〔二〇二〇年に入学した二年生との合同入学式〕は、隙間をぬってうまいことできました、みたいな感じやったんやけどね（笑）。あれもまぁ、ちょっと感染のタイミングがずれとったら、ボツになってたでしょうね。…まぁでも、どちらも数千人規模のイベントやったけれども、無事乗り越えることはできました。

だから、イベントとかね、ああいう行事ごと、感染対策しながらやれって言われたらやれるんですけど、やること自体が、何ていうかな、世間的な心情とか常識に照らし合わしてどうよ、っていう判断を同時にせんといかんので。なんか技術的にはできるけど、その他の事情でできないいうのはいっぱいありましたね。まぁ、卒業式と入学式を、その後で飲みに行ったやつらは知らんけれども（笑）、少なくともその式典のところで、感染の拡大なんていうのは、全く出してないんで。技術的には、可能であるっていうのは証明してますね。

大学の活動基準の表について

中塚　僕からもう一ついいですか？　先ほど、レーダーチャート式のファイルなど、僕たちに送ってくださっているものなどについて言及されたと思うんですけど、あの表の作り方について、初めは、なんかホームページにどんどん塗り重ねて更新していくスタイルやったと思うんですよ。途中からＰＤＦになったりとか、あるいは、活動のレベルについても、最初一、二、三、四、五やったりしたのが、〇・五刻み、あと〇・三になるときもあったり、って、あれってどういう風に。

山本　微調整が、特に表にするとさ、細かいこと書きたいねんけど、細かいこと書きすぎると表じゃなくなるし。だから、我々としては、そこの表に書いてあるのはもう概ねのイメージ、みたいな感じで書いてあるけど、読む側からすると、それが全てみたいな捉えられ方をすることもあるわけね。

で、そこの誤解を解くためには少し表現を変えたりしたいけど、表現を勝手に変えると、またそれはそれで一貫性がないっていう話になるんで、微妙に小数点を使ってちょっと緩めたとかね（笑）。そんなことしとったけど、まあ、ええ加減それもややこしくなるんで、タイミングをとらえて再び整数に今戻しましたけど（笑）。

その辺のね、苦労はね、中川さんですよって（笑）。

中塚　そうなんですか。

山本　僕がわがままなことばっかり言ってるのを吸収して（笑）、ええ形にまとめてもらってますんで。

中川　そんときは、この内容で、こういう区分にしてたら、うまく動かせるだろうと思ってやってても、時間が経って、状況っていうのが変わってくるんで。そうなってくると、やっぱ、どうしても中身をちょっと見直したいとか、その…、一と二の間に落ちてくるものとか、そういうのがどうしても発生してしまうんで。あんまりコロコロ変えるとね、信頼性みたいなんがなくなってくるんだけれども、そんときそんときに一番適したた基準っていうのは、見直しながら、リニューアルしていく必要はあるなぁという風に思ってて。ま、そういう形でときどきときどき、ちょっと、中身が変わっていってるっていうような状況ですかね。

山本　ね。

中塚　ありがとうございます本当に。

対面授業の進め方について

山本　むしろ僕から逆に聞きたいけど、この一年半大学の動きってどんな印象ですか？　っていう。

鳥路　結構基準としては授業とかって、結構、今はメディアが主体だと思うんですけど、途中とか、対面に戻していこうという感じ、そういう印象を受けたんですね。でも実際、私の体感では、あんまり対面授業って本当になくて。そういうところって、なんか例えば、教授が独自で決められてるのかとか、その決定したのって、安全衛生管理部の方に何か連絡が行ったりするもんなのかな、っていうのはちょっと気になりました。

山本　なるほどね。それは教育学生支援部の仕事になんねんけど、だから、オンラインを主体でやるか対面を主体でやるか、っていうところの意思決定は、この本部のコロナ対策会議のところで決めるんですけど、それを具体的にどう落とし込むかっていうのは、学部ごとにカリキュラムも違うし、やる内容も違うから、学部におまかせってことになんねんね。

んでー、そんな中でやっぱり一年生二年生の全学教育のところっていうのは、大人数の講義室で集まって座学っていうのが、やっぱパーセンテージ的に多いんで。そうするとあの三分の二定員っていうのが入ると実施できる教室がないみたいな話になったりもするし。で、あと対面とオンラインが「テレコ」に、一日のうちに入れ替わり立ち代わりくると大変でしょ。（一同　笑）ほんで、そういう配慮もあって、自然と、全教［全学教育推進機構］のほうは、オンライン中心にならざるをえないねっていう感じはありますね。で、あと文系の学部でもそういう大講義室に集めてみたいなスタイルが多いところは、やっぱオンラインが多かったかな。でそれに対して理系の実験とかそういうのは、オンラインじゃできないことが（笑）、いっぱいあるんで。やっぱそっちは対面が増えてくる？

ただ、大阪大学としてやっぱベースは対面っていう風には考えてて。で、学年が上に上がるに従って、理系でも文系でもゼミみたいな、少人数の、先生一人に対する学生の数ってのが減った少人数教育ってのが中心になってくる。で、そういうところはもう対面で行きましょうっていう風には言ってます。だから今どうかな？　ちょっとこの緊急事態宣言で、オンライン率上がってるけど、全学年で平均すると対面オンライン半々、ぐらいで今運営してる、と思いますね。

だから、それはやる内容とかに応じてフレキシブルに変えて、っていう風にはしてますが、全教さんはやっぱりちょっとーね、教室の授業形態の関係から、オンライン率高いかなって思います。

あと、なんかな、この一年間の経験でね、オンラインが悪いわけではないってのもみんな分かってきて、逆にオンラインでした方が、効率がいい授業科目もあるねっていうのも共通認識として持ってるんで、まあ今後は、対面オンラインのいいとこ取りをしたような、ハイブリッドにして行こうよみたいな話になってます。
鳥路　ありがとうございます。
山本　ごめんね、僕はそろそろ行かんといかんな。じゃぁ、あのーあとはあの、中川さんをフルボッコにしてください。
一同　はははは（笑）。
中塚　や、でもありがとうございます本当に。
山本　まぁまた何かあったら、ね、お気軽に質問していただいたら答えれることは全てお答えしますんで。じゃこれで失礼しまーす。
一同　ありがとうございます。
《山本　退出》

事務職員の方のジレンマ1　大学の感染対策の周知について

中川　では、お手柔らかにお願いしますね？（笑）あのね、僕ら事務職員の立場から、ちょっと皆さんに聞いてみたいことがあるんで、この場借りて聞いてみていいですか？
　まあ、さっき山本先生の話でもあったんですけど、大阪府からの大学への要請っていうのが、ちょっと分かりにくい、いうことで、色々働きかけをして、目的をちゃんと示して、何のためにオンラインにするのかとか、そういうことを示してもらうようにしました、という話が最初の方にあったと思うんですけども、同じような悩みを抱えててね。

大学がやる感染対策とか、その取り組みというのを、学生の皆さんにどういう風にやったら、きっちり伝わるのかな、理解して協力してもらえるのかな、というのが本当に日々、それが一番、なんていうのかな、考えてること、なんです。

やっぱり「マスクしてください、手を洗いましょう」、ばっかり言ってても、それって行動をね、強制してるだけみたいになって、目的も何にも分からない。だから、「マスク付けるのはこういうためにやるんですよ」っていうことを、逐一お知らせしよ思たら、もう誰も読む気のしない長文になっちゃうんですね。んで、いっつも、長文で発信したり、あるいは、やっぱりそれじゃ伝われへんから言うてポスターにして、短いのにして、示したりとか。方法もＫＯＡＮ〔履修や成績の管理を行うシステム〕使《つこ》たり、ホームページ使たり、Ｏ＋ＰＵＳ〔大阪大学に設置されてある大型ディスプレイ〕使たりとか、色んな手を尽くすんですけど、ちゃんと届いてるかっていうのがずっと不安なんです。みなさん届いてます？

保田　そうですね、なんか食堂で例えば見たのが、学内でその食堂、「食事中の会話によるクラスターが発生した事例がありました」みたいなのが確か書いてあったので、なんていうか、「実際に学内でこういうことをやってクラスターが発生してるんです」っていう風に言われるとやっぱり気をつけようっていう風に思います。

中川　そうですよねー。ただ「黙って食べようね」って言われても楽しいお昼ごはんね、喋りたいもんね、やっぱりねー。でもマスクなしで、どうしても食べるときってマスクないから、そこで喋ったらやっぱり飛沫飛ぶしよくないよね、ということでそういう目的を書いた発信もしたことあるし、今言ってくださったみたいにね、「ほんとにこれ大学で起こったんですよ」いうことをお知らせしたら、より自分のことに感じて皆さんに伝わるかなー思って、そういう事例も挙げたりするんですけど、逆に事例ばっかり挙げすぎたらみんな大学来るの怖くなるよね。

鳥路　そうですね…。

保田　そうですね。

中川　で、その辺のね、なんていうのかな、さじ加減ていうのか、そういうのもすごく悩むところで。まあ、社会でもどこでもそうなんですけど、このコロナに関しては全然へっちゃらと思ってる人から、めちゃめちゃ怖がる人まで両極端。まあそれは当たり前なんですけどね。で、大学も、大学に来て対面授業受けたいって人から、もうコロナやからオンラインじゃなきゃヤダって人まで、やっぱり両極端。だから何かをすれば、絶対にそれに対して拒絶反応する人は必ず起きてくるので、その両方のバランスを、取りながら、でもやってほしい、やらなきゃいけないことを皆さんには伝えなきゃいけない、っていうところのジレンマがね。なんか愚痴ってます？　今（笑）。

保田　いえ、大丈夫です（笑）。そういうインタビューなので（笑）。

事務職員の方のジレンマ2　発信方法について

中川　残りえらい愚痴の時間長いな、山本先生おらんようなったとたん愚痴ってるわーってなりそうな気がするんですけど（笑）。逆に「こういう発信してもらえたら、もっと私たちに響くよー」とか、そういうアドバイスみたいなんもちょっといただけたら、うれしいなーと思ったりするんですけど…ＫＯＡＮって見てます？　みんな。
一同　見てます。
中川　あ、やっぱ一番メッセージを届けようと思ったらＫＯＡＮ使うのがいいのかな、学生の皆さんは。
鳥路　そうですね、多分一番。あと毎回メールでお知らせも来て、自動送信？　ですかね、でなってるので、毎回、変わったんだなとかいうのは気づきます。
中川　なるほど、うっとうしくない？　メールとか（笑）。
鳥路　いえ、私は全然（笑）。私は全然うっとうしいと思ったことはないです（笑）。
中川　なるほどねー。
中塚　メールで、なんかコロナ関連の通知きたらちょっと、自分、はっとしますね。
中川　やっぱりちょっと他とは扱いが違うっていうか…。
中塚　うわあってなります。
中川　うんうんうんうん。ちょっとね、いつも変わる前日とか前々日とかね、ちょっとタイミングがねー。

国とか大阪府の動きも、ぎりぎりの状況見てして判断して、大学に色々要請出してくるっていうのもあって、それを受けてからのアクションになっちゃうんで、どうしてもぎりぎりになってしまってね。もっとほんとは早いうちから、先がこうなるよってのを言ってあげれたらね、皆さんも色んな準備もできるんだろうなーっていう風には思ってるんだけども、ね。なんかお悩み相談みたいになってきた、どうしよ、どうぞ、元戻します（笑）。

保田　やっぱり学生の声がその実際聞けないってのが、ネックというか、難しいところですか？

中川　うーん、どういう風に思ってるかとか、意見みたいなのは届けてくださる学生さんもいてるので、そこはそれなりに、大学は大学でアンケート取ったりとか色々やってるんで、思いはなんとなく分かるんです。ただ、こっちから発信したものに対して、それがどう、まずちゃんと届いているのか、どう受け止めているのか、出したものに対する、なんていうのかな、評判じゃないな、感覚っていうか受け止め、うん、その辺がやっぱどうしても分からないので、出す側としたら不安になってくるっていうかね。ちゃんと届いているのかなという気持ちにはなりますね…物理的には届いてるんですけどね、中身がちゃんと伝わっているのかっていう意味…。

クラスター発生時の対応

保田　どうしましょ、もうそろそろお時間が迫ってきているんですけど、最後なんかちょっと話しますか。

西畑　一つだけいいですか？　多分大阪大学で一一月くらいに、去年の、あのクラスターが発生したと思うんです、でそのときはそのメールの全学生に対してメールの送信があったと思うんですけれども、それ以後にサークルでのクラスターが発生しても、学生に対してメールの送信はなかったかなと思っていて。メールの送信の基準っていうのはどこにあるのかなと思ったんですが。

中川　こういうときにはメールを出そう、みたいな、明確な基準は今はないです。今はというか今までないです。で、やっぱりメールって、全員への一斉に送るメールっていうのは一番皆さんにきっちりと届くメッセージだと思ってるんですね。で、まあちょっとしたことから、色んなことまで、メールをどんどん送れば、皆さんには届くんですけど、そうするともうメールばっかり来て、だんだん読みもしてもらえなくなるのかなーとか、やっぱりその効果ってのが薄れてくるんですよね。なので、まあ大学としても本当に重要なメッセージを皆さんに伝えたいとき、そういう中身をみて重要性で、メールを使ったりとか、あとまあKOANにのっけたりとか、そういう発信の方法を変えてるというような状態です。で、あのときはねほんとに、ちょっとクラスターが続いちゃったこともあって。で、まあ、もうかかってしまうのは仕方ないことなんだけれども、なるべくそうならないための行動ってのはみんなやっていこうね、っていうことをもう一回みなさんと再確認したかったので、メールで送る方法を使わせてもらったっていうことです。

コロナ禍で「出かける」こと

語り手　石山丈尊《たける》（大阪大学人間科学部社会学科目人類学教室三年生。二一歳。大阪大学写真部部長。）

聞き手　高木帆乃花（演劇学専修三年生）
上垣皓太朗（日本学専修二年生）
松江彩花（日本学専修二年生）
真木里沙（日本語学専修三年生）

聞き取り日時　二〇二一年六月八日（水）一二時一五分〜一三時四〇分（八五分間）

聞き取り場所　大阪大学豊中キャンパス　芸術研究棟　日本B教室（対面による）

語り手と聞き手との関係について

語り手の石山と、聞き手の一人である上垣とは幼いころからの知り合いである。同じ大学に入学し、その友人関係は聞き取り当時一四年来のものとなっている。

二〇二一年五月、コロナ禍にあっても積極的に活動しており、調査の趣旨を理解してくれそうな人物として、上垣が石山に調査への協力を依頼した。すると、外出や行動の様子を正直に話すことへの戸惑いを見せつつも「インタビューされることに興味がある」と了承を得ることができ、今回の聞き取りが実現した。

インタビュー前に

聞き手の四人が会場の準備をしているところに、石山が到着した。すでに和やかなムードがただよい、笑いを交えながら自己紹介をしあった。全員が同い年（二〇二〇年四月〜二一年三月末までに二〇歳になった年齢）であることを確認した。「初めてなので緊張している」と言う石山に、「ざっくばらんな雰囲気でいきましょう」と提案した。

概要

この聞き取りの目的は、コロナ禍において積極的に出かける大学生の行動およびその考えを記述することである。

感染拡大が始まってから、全世界規模で人と人との接触を減らすべく外出自粛が求められるようになった。この世界的な危機において、日本の大学生もまた、政府や自治体・大学から行動を制限するよう要請された。コロナ禍が長期化するうちに、要請にしたがって自粛に応じる度合いは一人ひとり異なるようになり、価値観の違いから多くの摩擦が生じた。ここでは、個人が公共の利益にどこまで責任を負うべきなのかや、権力がどこまで個人の自由を抑圧してよいかといった問題が直接問われることになり、また、一人ひとりが社会との関係において、何を最も大切にして行動しているかという信条をも浮き彫りにする結果となった。こうした中で、積極的に出かけた大学生が感染を広げたケースには非難が寄せられ、大学生には厳しい視線が向けられた。一括りに「大学生」とされていても、そこには極めて多様な考えや行動原理があるはずだが、その詳細は取り上げられにくい。しかし、価値観や信条の差異を乗り越えて共生するために本当に重要なのは、一人ひとりが実際にどのように考え、行動しているのかを丁寧に聞き取ることではないか。また、未来においてコロナ禍の現在は人びとがそろって自粛していた時代であったと語られる可能性が高いが、その語りからこぼれ落ちるかもしれない人の声を記録しておくことは大きな意味をもつ。

今回、二〇二〇年春のコロナ拡大から現在（聞き取り日二〇二一年六月八日）までの、語り手・石山の行動と心境変化を中心に聞き取りを行った。

聞き取りは終始和やかに進行した。まず近況の話から入り、その後概ね二〇二〇年春のコロナ拡大時から時系列順で語りを進めていった。石山は、二〇二〇年四月の緊急事態宣言では外出を自粛していたが、旅行が趣味であり、出かけることが好きであったため、自粛続きの日々にかなりストレスが溜まっていったと話した。二〇二〇年六月には、突発的に大阪の自宅から姉のいる東京へ行こうと思いつき、三泊四日の旅行を行う。その後も友人に誘われるなどして外出や旅行が多かったという。一方で、秋の島根旅行の後にインフルエンザにかかり、関連性は不明であるものの「それが一番の旅行でのやらかし」だと語った。二〇二一年一月の成人式、二月の東京旅行、三月の沖縄遺骨収集ボランティアを経て、現在はあまり出歩いていないという。また石山はこれら出かけることと関連して、写真（あるいはカメラ）も趣味である彼自身にとって「写真」が大きな存在であることも滲ませた。緊急事態宣言が発出され

表1　コロナ禍における石山の主な外出先

出発日	行き先	目的	備考
2020年			
4月	兵庫（明石近辺）	帰省	
5月25日	徳島	旅行	
6月30日	神奈川(横浜)・東京	姉に面会	6月19日 都道府県をまたぐ移動の自粛要請が全国で緩和
8月24日	沖縄（石垣）	観光	GoToトラベル〔GoToトラベルキャンペーン。コロナによって停滞した経済の観光による活性化を目指し、実施された。国が宿泊または日帰りの国内旅行の代金総額の2分の1相当額を支援するため、格安での旅行が可能だった。〕使用
9月7日	高知	観光	GoToトラベル使用
10月24日	鳥取・島根	観光	GoToトラベル使用
2021年			
1月11日	兵庫（加古川）	成人式	
2月13日	愛知(名古屋)・岐阜(中津川)・長野（塩尻・松本）・東京・神奈川(横浜)・千葉（佐倉）	観光	大阪・兵庫・京都・岐阜・東京・神奈川・千葉などで緊急事態宣言期間中
3月19日	沖縄	ボランティア	東京など四都県で緊急事態宣言期間中（22日に解除）

ている際も比較的遠方まで足を伸ばすことが多かった彼が、どのような心境で行動していたのか尋ねると、それまで流暢だった語りが少し詰まり、考え込む様子が見られた。「外出することでとにかくまず自分のメンタルをいい状態で安定させることが第一だった」と述べた彼は、一方で、部活の部長としての立場から、二〇二一年の四月以降出歩くことを控えたという。また、自身の生い立ちにまつわるバックグラウンドを語り、外に出て他人と関わることを精神の安定に繋げているとも話してくれた。コロナの「自粛」をどの程度ストレスに感じるかは人それぞれであろう。石山のように外出を心の支えにしている人には、人一倍のストレスがかかっていたことは間違いない。彼の行動の根底には、メンタルの安定を図ろうとする考えがあるようだった。しかし、その一方で、部長という公的な立場からの自粛や、家族に対する配慮も語られた。自身の精神衛生管理と周囲の人々への対応、この二つを両立させるために、彼の苦悩や行動があったように思われる。

聞き取りの説明

松江　ちょっと…じゃあ最初、改まっちゃう感じなんですが。この授業の位置づけとしては、コロナと大学のいろんな関係する人にいろいろ聞き取りを行って関係性を探ってく、みたいな感じなんですけど。私たちの班としては、これまで結構、自粛を強いられてる、とか。制限のほうに寄った聞き取りばっかりだったので、その中でも積極的に動いてる方にちょっとお話聞きたいなっていうのがありまして。

石山　わかりました。

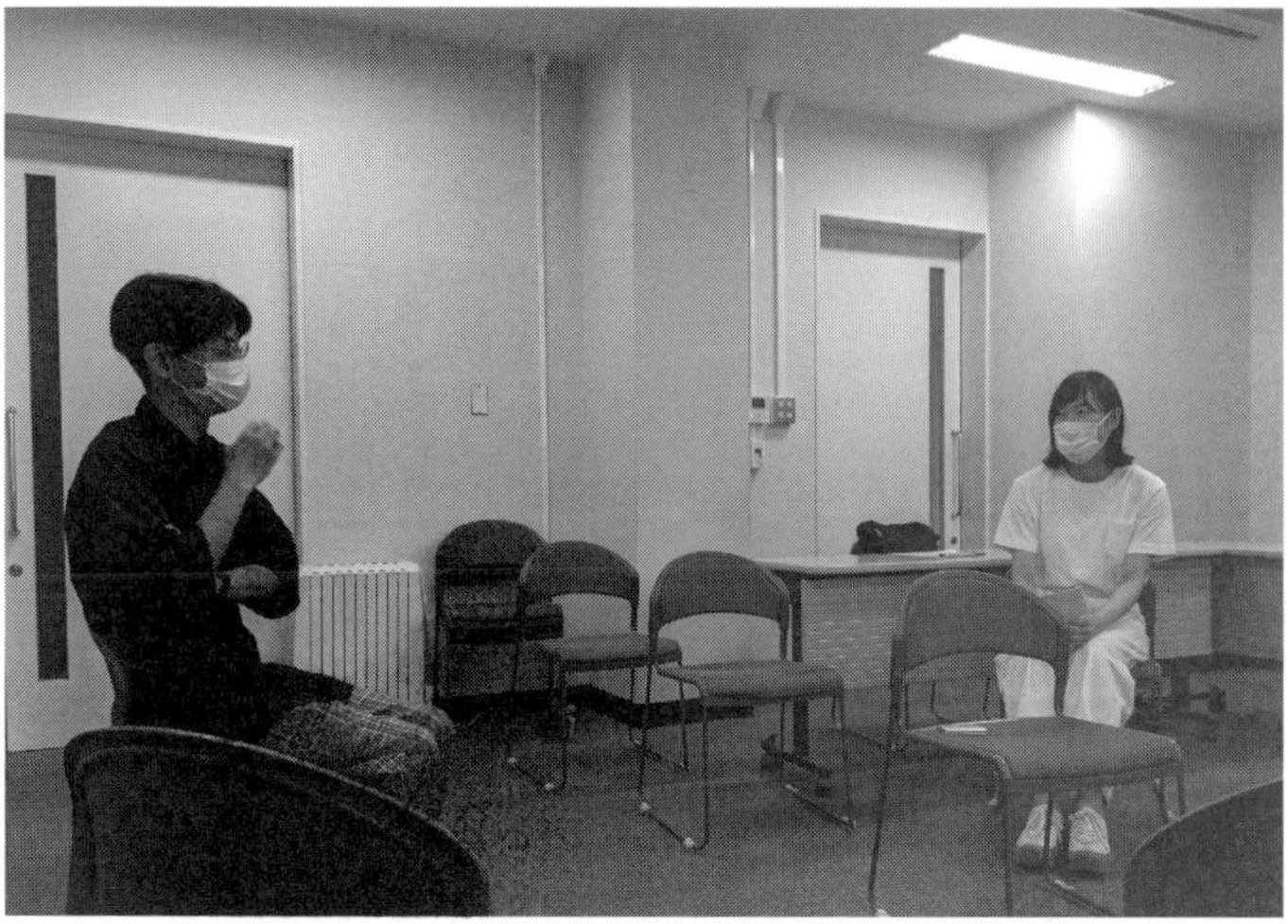
図1　聞き取り中のワンシーン。左が石山、右が松江。幼馴染である上垣以外は石山と初対面であったが、二人のつくる空気も相まって和やかな場となった。

松江　あとは石山さんの心境の変化とか、うかがえたらいいなと思っております。よろしくお願いします。

石山　お願いします。心境の変化…、心境の変化むずい…。

最近　あまり出歩いていない

松江　そうですね…。最近どうですか？

石山　最近ですか？

松江　最近、緊急事態宣言も延長になっちゃったりして。

石山　そうですね。やっぱり去年は結構出回ってはいたんです。最近はいよいよ出回らなくなってきましたね。それはいろんな原因あると思うんですけど。ひとつは、コロナとあんま関係ないところとしては、バイト先が一月に閉店になっちゃったんですね。で、それ以来ちょっとバイトをしてなくて。で、基本的に、単純にお金がなくなっていったんです。そうするとあまり出かけられなくなるっていうことがあって。ちょっと遠出をする機会はちょっとどうしても…。「お金ないし」って、減ったかなっていうことがありますね。後はちょっとあるのは、そうですね、いま、写真部の部長っていうのはどうなんやったっけ？　別にいい…。

上垣　別にいい。うん。あとで黒塗りもできるから（笑）。

石山　全部言いますけど、写真部の部長で。やっぱり何かあったらまずいじゃないですか（笑）。自分だけの問題じゃなくなる、っていうのをいまはすごく感じるので。っていうのもあって、もちろんいま写真部全然活動できてないですし。自分でどこか遠くに撮りに行ったりとかも、いまはできないかなっていうことで、出かけられてはいないですねー。そんな感じです最近は。

上垣　部長になったんっていつやったっけ？

石山　部長は。部長…。正式にはいつやろ…。でも四月の一日からということやったんで…。

松江　じゃあ、四月をきっかけに、気持ちが移り変わっていった、みたいなところがあるんですか？

石山　そうですね…。やっぱり慎重にはなりました。写真部の部長になったっていうのもあるし。四月は結構引き継ぎとかでドタバタしてたので（笑）。一か月。単純にあんまりそういう余裕がなかったっていうのは、ありますね。まぁまぁ。といいつつ四月に一回、写真撮りに京都行ったりしてましたけど。あはは（笑）。はい、そう、それはしてました。ま、それまでは結構もっと出かけちゃってたんで（笑）。そういう派手な移動は減ったかなっていうところ。減ったんではないかなという感じ。はい。

松江　なるほどー。

写真部

上垣　さっき、「何かあってもいけない」って言ってたけど、「何かあってもいけない」ってのは具体的にどういうことを想定してるの？

石山　仮にたとえば、写真部何人かで移動してコロナになったとして。大阪大学写真部って名前が出ると、活動休止とかになったりするかもしれないじゃないですか。神戸大学でそういう例〔ある学生団体が、大学の定めるコロナ禍の活動ガイドラインに反したとして一年以上に及ぶ活動停止処分を受けたことを指す。〕があったりしたし。っていう怖さは去年からあるかな。まぁ、去年それを感じさせたのは正直合宿だけやったかもしれない。「合宿はちょっとさすがにヤバいからやめとこ」っていう話に部内ではなってたんですけど。まぁ、個々人の移動については去年いろいろみんな動き回ってたから、ってところはありますね（笑）。やっぱり部の特質上、出かけるというか、フットワークが軽いというか。いいんかなそれで。みんな出かける範囲が広いのは正直あると思います。

一同　うーん。

上垣　「みんな」っていうのは…。えっと、合宿は、去年やったらどこ行ってたとか、前やったらどこ行ったとか。

石山　合宿？　合宿は去年はまったくできなくて。で、おととし、僕が大学一年のころ、二〇一九年の九月に和歌山の白浜に合宿で行って、二〇一九年の一二月に岐阜の下呂温泉に合宿。二回。その下呂の合宿が最後で。それ以来、部で公式の合宿ってのはできてない。

上垣　「公式の合宿はできてない」ってことは…非公式ではしてる？

石山　ああまぁそう。合宿というか本当に仲間内？　えーと、四人で行ったのが去年は一番大きかったかな。去年の三月に写真部の四人で四国に行っていたんですよ。それ以来は三人とか二人とかで行って（笑）。「ほな〔行こうか〕」って。

上垣　去年の何月？　四月？

石山　えと、いや、四人で行った？

上垣　四人で行ったの。

石山　四人で行ったのは三月の頭。

松江　そもそもの質問になっちゃうんですけど、写真部っていうのは結構、普段から少人数で移動する特質がある感じの部なんですか？

石山　そうですね。前期の新歓期は、新歓撮影会っていうのを組んで、結構二〇人とかの規模で撮影会に出かけるってことを毎年やってたんですけど。新歓撮影会、新歓期が終わると、何て言うかな、おのおの関係性ができていく。それぞれで。まぁ、仲間うちでどっか写真撮りに出かけるっていうことが多いですかね。で、行動は基本的に小規模にはなりがちで、全員集まるような機会というのは合宿と、あとは文化祭での写真展ぐらいで。それ以外はもうバラバラで、仲良い子達と関わって写真撮りに行くっていう感じですね。

松江　じゃあ結構、いろいろ制限はあったと思うけど、去年いろいろ〔行事が〕入ってた時と去年より前に活動してたときは内容的にはそこまで変わらないこともあったわけですか。

石山　そうですね、少人数で出かけるってことに関してはそんなに大きくは変わってないかなとは思いますね。前期四月から七月の間はちょっとできてなかったですけど、夏になってコロナが一段落落ち着いてから、新歓については徐々にできるようになったんですよ。大学の活動基準が緩くなって〔大阪大学のコロナ活動基準が見直され、七月一三日からは課外活動についてレベル2（活動内容審査により一部許可）に引き下げられた。〕、それ以来また仲間内で（笑）。旅行行ったりとかもするようになりましたね。

二〇二一年一月　バイト先閉店

上垣　ちょっと前の話になんねんけど、バイト先が閉店になったたっていう、閉店の理由はコロナに関係してる？

石山　あー、そうですね、バイト先。僕カメラ屋で働いてたんですよ（笑）。

松江　おお、すごい！

石山　しかも、カメラ屋が宝塚のほうにあったんですね。宝塚って宝塚歌劇団があるじゃないですか。で、うちの店舗は、宝塚歌劇団の写真プリントの注文が非常に多かった。

松江　めっちゃすごいですね（笑）。

石山　ほんとにそれで潤ってたっていうか。

上垣　そうなんや。

石山　一〇〇〇枚単位とかで来てたんです、注文が。

上垣　知らんかった。

石山　だいたい売り上げの六〇パーセントぐらいを正直宝塚で賄ってた、っていうぐらいの店舗やったんです。

それが去年、宝塚の公演が中止になって、まったく無くなったんです。顕著に売り上げ落ちて。チェーン店なので、ほかの店舗もあるんですけど。ほかの店舗はだいたい、去年の一〇月時点で六割から七割ぐらい売り上げが回復できてたんですけど、うちは四割ぐらいしか回復できてなくて。で、それで〔閉店〕（笑）。徐々に徐々に店の中の品ぞろえが減っていったんです。フィルムの現像機が撤去されたりとか。みんな、「これはもう閉まるな」っていう（笑）。それで、去年一一月に閉店が決まって。僕は「年度末まではやるかな」と思ってた…。三月まではと思ってたんですけど、店舗の契約期間が今年の一月までだったみたいで、今年の一月末で閉店ということになって。一一月に決まって急きょ一月に閉店という流れになりましたね。チェーン店なので、ほかの店舗に空きがあるか店長が探してくれたりしたんですけど、もう全体としていまカツカツでやってるっていうので。どうしても〔アルバイト採用の空きが〕無くて。ちょうどいいとこに。あることはあったんですけど、すごい遠い店舗しかなかったりしたので、退職っていうことで、やめました。

上垣　そういうこともあって、最近は出歩かなくなってきてんの？

石山　まぁ、それもある…。

二〇二〇年四月　最初の緊急事態宣言

松江　そうですね、じゃあちょっと前に戻ります。さっき、お話で「四月から七月くらいあんまり行けなかった」ってあったんですけど、そこから時系列順というか、そこまでちゃんとしなくていいんで、時系ごとにお話うかがってもいいですか。

石山　えっと、四月から七月以降っていう。

松江　えっと、一回目の緊急事態宣言が出て、どこも行けなくなったっておっしゃってた、そのあたりを。「コロナになった！」ってタイミングですね。

石山　四月ぐらい。四月はそんなには一回目は出歩いてなかったですけど。ただ四月、ゴールデンウィークは帰ったんですよ、実家に。実家が明石なんですけど。兵庫県の。それはたぶん、そのあたりでは一番大きい移動…。うん、はい。で。
松江　すいません。出身地もう一回言って〔もらえますか〕？
石山　兵庫県の明石です。
松江　明石ですね（笑）。すいません。
石山　へへ（笑）。まぁまぁ、そんな遠くもないんです。えっと、大学が完全にオンライン授業になって。五月はバイトもなかったんですよ。休業してて。

二〇二〇年五月　実家に帰り体調を崩す

石山　で、「大阪にいる意味ないな」ってなったと思いますね。正直、そのとき親は「もう大阪府内から帰ってこい」っていう感じやったんですけどね。でも、「人と会えないし仕方ないかな」って感じてましたね、五月。で、結局五月帰って、ゴールデンウィークの終わりぐらいのときに僕、体調を思いっきり崩したんですよ。〔熱が〕三九度ぐらい出て。病院行ったんですけど。肺のＣＴ撮って肺に異常はなくて、味覚異常とかもなかったので、コロナの可能性は低いっていうんで。でも、当時やっぱりなかなかＰＣＲに回らないみたいな状態やったりしたんで。
松江　でしたねー。
石山　ＰＣＲもしてくれなくて。インフルの検査も「ちょっといまはできない」って言われて。とくに検査もせず過ごしてたんですけど。それで解熱剤だけやったんですけど、一週間ぐらい熱下がらんかったんです。これはあかんっていうので、「紹介状書いてくれませんか」って病院に言いに行ったら、紹介状書いてくださった病院のほうですぐ「ＰＣＲしましょう」っていうことになって。それで、ＰＣＲしたんですけど結局陰性で。結局それで。五月、正直体調不良で終わったっていう感じで。

五月末までは実家でいました。えっと、ただ、その五月のあのー、一個、あの、徳島か。に、写真部の友人と、誘われて、体調回復してから一回行きました（笑）。それが五月の大きな移動というか。そのときは、僕、明石なんで正直徳島ってそんなに遠くない（笑）。それで、行くハードルは正直低かったとこがありましたね。明石海峡と鳴門大橋使えばすぐ、一時間ぐらいで行くんで。確かにちょっと出かけました。

二〇二〇年六月　お姉さんと東京

石山　六月は大阪に戻ってたんですけど。そうですね、結論から言うと六月末に。僕、姉が東京のほうにいるんですけど、姉の家に行くんです（笑）。えっと、そんな詳しく言うと…。なんで東京行ったか、はっきり覚えてないんですけど…（笑）。基本的に僕、外出がすごく好きというか、外出できないっていうのは結構つらいんですよ。特に（笑）。もともとよく動きたいほうではあったんで（笑）。体調を崩してから精神的にもよくなかったんです。授業もあんまり…、去年の前期は〔授業を〕すごい切ったりしてて。大学にも通えないし友達にも会えないみたいなんで。そんなに精神的に状態がよくなくて。六月もそんなに…。体調は回復してても、精神的な体調がよくないみたいな感じやった。
で、僕が姉がいてるんですけど、いままでも体調悪くなったときに姉が最後の砦みたいになってるところがちょっとあって（笑）。それで、ほんとに突発的に、ちょうど豊中の総合図書館で自習してたときに、「東京行こう！」と思って（笑）。昼にお姉ちゃんにＬＩＮＥして、「ちょっと行っていい？」って。「別に今日以降今週やったらちょっと空いてるから、会社休みやから来ていいよ！」「じゃあ明日行くわ！」みたいな（笑）。

松江　おおー！（笑）。

石山　その日の晩の、大阪から出る寝台特急があるんですけど、その場で総合図書館で予約して。へへ（笑）。東京に行くっていう…。ちょっと、しましたね。月曜日に確か行ったんですね。月曜日に行って、木曜日にシフトがあったんですバイトの。なので、木曜日の朝に関西帰ってきて、そのままその足でバイト行ったんで（笑）。それでまぁ、東京では普通に出歩いてました。家にいるとかでもなく、授業もガンガン休んでたときで。なにしてたかな。えっとまず、恵比寿に東京都写真美術館…。

松江　あ、知ってます！

石山　あ、知ってます？　ずっと一度行ってみたかったんですけど、行く機会がなくて。で、せっかくやし、ほんとに何も考えずに行ったんで、どこ行こうとか考えてなかったんですけど、「せっかく東京来たし行こうかな」と思って。写真美術館に行き、あとは姉がいろいろ東京のこと知ってるんで、いろいろとおいしいご飯屋さん連れて行ってもらったり（笑）。で、えっと…。あ、そやなあ、僕が「秋葉原に行きたい！」って。写真撮りたかったんですよ。それで（笑）。正直そのとき一番コロナの巣窟になってたのが歌舞伎町やったんですよ。

松江　あー、そうでしたね！

石山　で、歌舞伎町に行きたかったんですよ。絶対にアカンと思って（笑）。写真撮りたくて。で、「歌舞伎町行かん？」って歌舞伎町行って、パッパッパッパッと通り抜けただけですけど、しょうがなく。通り抜けて帰ってきたみたいな…。なんかそういう意味のないことしてましたね〜。やっぱり当時の東京やっぱり独特で。ちょうど都知事選があった時期だったんですね。で、「コロナは風邪だ！」とか言ってる人が街頭演説してたりとかして、完全に選挙ムードで。人の数は相変わらずかなという感じではあったんですけど。やっぱり全員マスクで、うーん、知ってる東京じゃないなっていうものものしさは…なんかすごく感じましたね。そうですね…。東京はそんな感じですかね。で、翌朝に帰ってきて…。

二〇二〇年六・七・八・九月　旅行いったら旅行を決めて帰ってくる

石山　六月何してたかな。六月…。あんまりそれ以降大きいな。あ、で、東京に行ってたときに写真部の友人から突然電話がかかってきて、「ＧｏＴｏで、めっちゃ…」ふっ（笑）。「ＧｏＴｏですごいいま飛行機が安い、宿泊費も安い。だからどっか行かん？」みたいな。で、その子が、めちゃくちゃ旅行の計画を立てるのが好きな友人がいて、ぶわーってしゃべって。「二泊三日で石垣島、二万ぐらいで行けるぞ！」と（笑）。調べて（笑）。「あ、もう行くか！」みたいな（笑）。もう東京に来てる時点でなんかテンションおかしくなってて。その…、なんかノリで。もう一人、三人でグループ通話してたんですけど、それでその場で石垣島行くってして。八月二四日ぐらいなんですけど。その勢いで石垣旅行を決定してこっち帰ってきて。ほんで七月。七月は何してたかな、あんまりこっち帰ってきて何してたかの記憶があんまりないんですけど。うん、七月はなんとか前期を終えて。で、八月はまぁそうですね。えっと、また石垣に行き。で、九月。九月も結構出歩いてましたね。えっと、石垣に行った友人とまた九月に四国に行く旅行を決めて帰ってきたんですよ。旅行いったら旅行を決めて帰ってくる、みたいな。なんか。

松江　あははは（笑）。次のやつを。

石山　そうそう、そうそうそうですね（笑）。で、九月はそれで高知。二泊三日かな？　行きましたね。

二〇二〇年九・一〇月　プロ野球観戦

石山　あとは。九月にしてたことといえば、僕、野球結構好きなんです。野球観戦好きで。去年プロ野球の開幕が遅れて、しばらく無観客で試合をやってたんですけど。九月頃かな多分。ちょうど観客を入れ出して、チケットを買える状況になって、九月は何回か甲子園行きましたね。

一同　ふんふん。

石山　二、三回行ったんじゃないかな、と思いますね。一〇月の学期始まってからは、吹田で授業終わって、その足で甲子園に行くみたいなことしてましたね。はい、やってました。なんかそうですね。野球の話あんまりするのあれかもしれないですけど、僕はすごい球場で声を張り上げて応援するのが好きなんですよ。応援歌を大声で歌ってて。一つのストレス解消にもなってたっていうか。なんか球場って本当に、特に甲子園の阪神ファンって信じられないぐらいのテンションになるんです。ほんと（笑）。とんでもない空気に包まれて。自分でもちょっと自分の限界を超えるぐらいにテンションがあがる。甲子園ってほんとに。なんかあの感じがなんか僕はすごい忘れられなくて、〔甲子園に〕行って。ほんで、やっぱりコロナで応援歌が歌えなかったり、応援団がいないっていう状況で、観戦の形態はだいぶ変わってましたけど。なんかでも、それでもあれは嬉しかったですね。また球場で応援できるっていうのは。

松江　うん。

石山　一〇月になったら、応援団はいまだにちょっと球場に入れてないんですけど、球場のスピーカーから応援歌を流すみたいなことをやり始めて。それで、一〇月はちょっとコロナが落ち着いてたこともあって割と、入場制限も一五〇〇〇人ぐらいなんで、そこそこ人が入ってたんですよね。一〇月は。ちょっとまた昔の甲子園が帰ってきたかな、みたいな感じやって。正直そのときはもうちょっと昔の喧騒が戻ってましたね。正直みんなマスクはしてるけど、めちゃくちゃ声張り上げて応援するし野次言いまくるし、みたいな感じ。あれはなんか楽しかったね、ふふふ（笑）。正直。楽しかった正直。まぁ、そんなことしてましたね。

うん。（略）

二〇二〇年六月　コロナ禍の東京で感じた変化

上垣　聞きながら何かありました？　ちょっとここ聞いてみたい、とか。

高木　私的には、それまでの知ってる東京と？少し違うみたいな話をされてたので。そこ、まず一つが、それまでにもやっぱり、コロナ前に東京に行ったことがあったかなっていうところと。その知ってる東京っていうのが、私あんまり東京行ったことがないので、どういう変化を感じたのかなって、ちょっと気になりました。

石山　あーなるほどなるほど。そうですねえ。あの僕、姉〔との年齢〕が一二個離れてるんですよ。とっくに社会人で、僕が中二の頃に姉が横浜の方に住んで、東京の表参道の方に仕事で通ってたんですね。もともと姉と仲が良かったってこともあって、中学二年から年に一回ぐらいは、姉の家を訪ねて。ちょうどその姉の家っていう、ちょうどいい宿泊場所もあるので（笑）。

そんなにお金かからんし、っていうので、年に一回ぐらいはだいたい東京に行ってました。

高木　あぁ。なるほど。

石山　まぁ…。そのたびに僕は姉に東京案内してもらうって感じだったので、姉づての東京に関する知識なんですけど。そうですね。やっぱり、それまでの東京ってなんていうか…。そうですね、難しい（笑）。なんでしょう。ちょっとなんて言うか、人の数がいくら東京って言えど街のキャパシティを超えているっていうか。ははは（笑）。

なんていうか。関西では考えられないぐらいの混雑がどこに行ってもあったイメージがありましたね。で、やっぱり去年はそこまでではなかったですね。それに比べると減ったなっていう印象は結構ありましたね。あとは単純に、東京って景観の変化が激しいというか。渋谷とかでもすごい建物、知らん間に立ってて、景観変わってたりとか。駅前に置いてた「青ガエル」〔東急五〇〇〇系電車の愛称。渋谷駅ハチ公口の前で観光案内所として運用されていた車両が、二〇二〇年四月に撤去された。〕っていう電車がなくなってたりとか。

なんか（笑）。結構景観変わってたりしたのも去年感じたり。あとは。そうですね。何でしょう。うーん。それまでの東京。そうですね。でもやっぱり電車移動が基本なので、電車に乗って感じる人の量の違いが一番やったかなと思いますね。はい。

高木　やっぱりそれを見たとき、というか感じたときに、「コロナだな」っていう状況を結構身に染みて感じましたか？

石山　あーそうですね。人は確かに居るんですけど、なんかやっぱり人との距離が遠くて。東京と言えどもちょっともの寂しいような空気は感じましたね…。それは…そう。で、ただ、歌舞伎町行ったときはちょっと逆で。歌舞伎町行ったときは大雨やったんです。ほんとゲリラ豪雨みたいな雨で。すごい風がつよくて。

もう傘が役に立たなかったですね。傘差してもすぐに裏返るみたいな感じ。もうみんなびしょびしょやったんですよ。それで、歌舞伎町行ったら、本当にある意味イメージ通りの歌舞伎町というか。もうみんな叫びながら走り回ってるんですね。もうぶわー！って。「雨やー！」みたいな。

はい。走り回ってるのを見た時には。もうちょっと、あの（笑）。それは逆にちょっと安心。安心というか…。なんか僕もちょっと楽しかったですね。もうちょっと、その光景を見るのが楽しかったし。「あ、こういうのやな」って思いましたね。といえども人はやっぱり少ないし、店とかも全くやってなかったんで。歌舞伎町の。そこはちょっと違うと思いましたね。それ以前に歌舞伎町行ったことないんで、歌舞伎町の比較はできないんですけど。

上垣　その歌舞伎町の光景がだいぶ印象的だった。

石山　印象的。ああそう。あ、えっと、これ上ちゃん〔上垣〕との個人的な話なんですけど。ぼくが東京に行く直前に、結構病むとこの人〔上垣〕に電話するんですね（笑）。そこで、「雨に唄えば」っていうミュージカル映画があるんですけど。「あれのジーン・ケリーが“Singin' in the Rain”を歌っているところを見ろ」と言われたんです。「あれぐらい、あなたはもうなんかいろんなしがらみを脱して自由になった方がいい」と。

上垣　恥ずかしいー！

石山　なんかそうやってそれを…。それで、実際あのままちゃんと全部見たから。

上垣　あぁそうなんや。ありがとう。

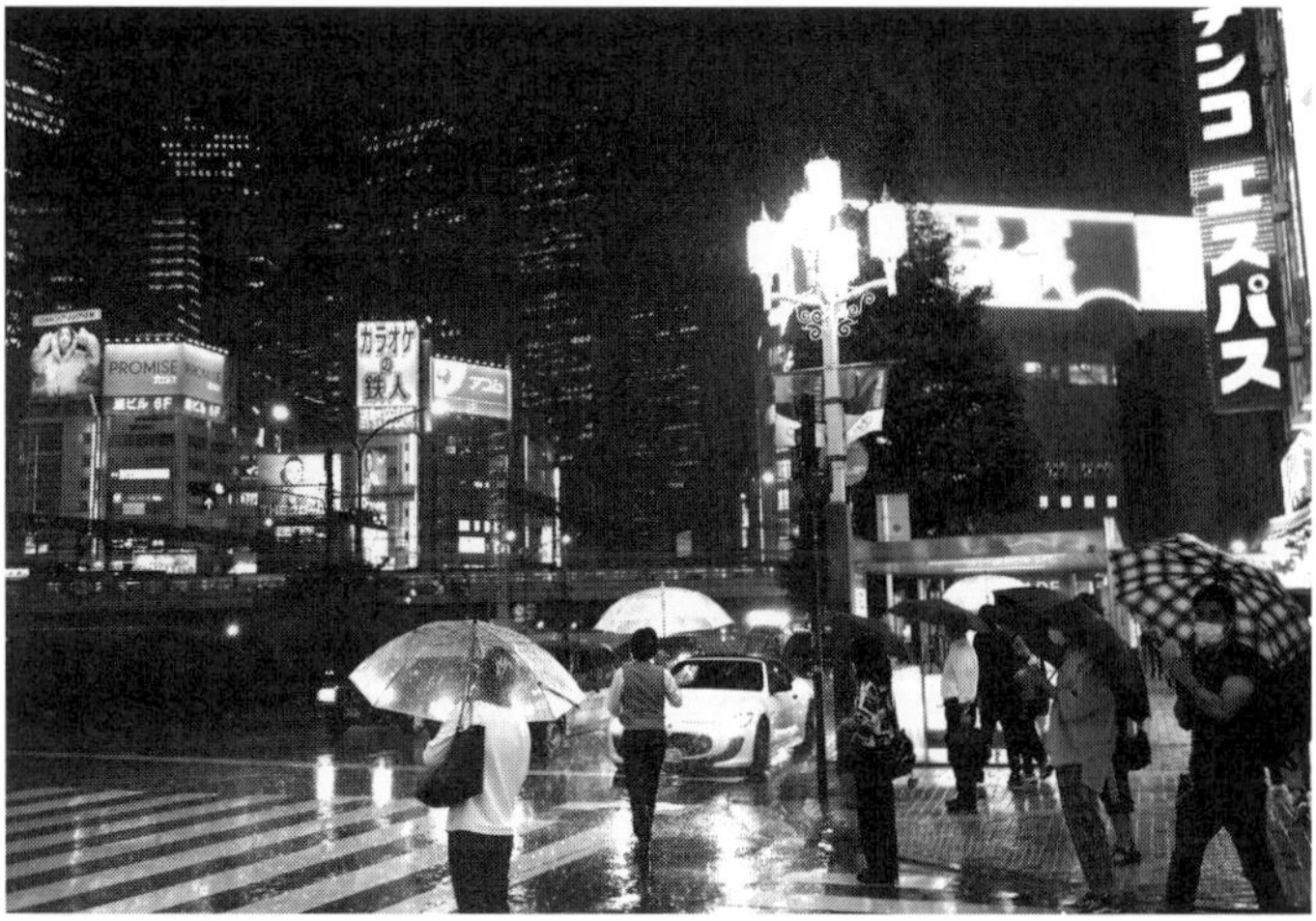

図2　『雨に唄えば』
（撮影・提供　石山丈尊）

石山　ふふ（笑）。見てから東京行ってるから。なんかそういうのって、すごい楽しくて。〔二〇二一年三月に写真展に作品を出品した際に〕歌舞伎町で撮った写真に、ちゃんと曲名やとわかるようにかぎかっこで、『雨に唄えば』て付けました（図2）。

松江　すごいー、すごいエピソードですね。

一同　あははは（笑）。

上垣　ふふ（笑）。見に行きゃよかったなぁ。ごめんね、行けなくて。

石山　いやいやいやいや。

上垣　そっか…。じゃあ、本当に去年一年間を象徴する一枚やったね。

石山　そうね、うん。あれはあれでちょっとコロナを象徴した一枚かな、と思いますね。

松江　お店空いてなかったけど、人はいてたんですね。

石山　人はいましたね。なんか、なんかなんでしょうね。騒ぎたい若者なのか。なんなのかよく分からないですけど（笑）。

二〇二〇年一〇月　後期授業開始とまちかね祭準備

上垣　ここまで四月から一〇月まで話聞いてたんやけど、ちょっとここから時間をどんどんこっちに寄せてきて…。

松江　年明けぐらいに二回目の緊急事態宣言ってなるんですけど、そっからの流れも教えていただいていいですか？

石山　まぁなんかね、一一月は。あれですよね。まず一一月末に延期になってた、まちかね祭をやる予定やったんですよ。

上垣　うん…！

松江　あー。

石山　写真部で言えば、写真展が一番大きな行事になって。一〇月はそれに向けて準備はしてたんですけど、結局まちかね祭がなくなっちゃったので〔大阪大学の大学祭「まちかね祭」は、二〇二〇年には一一月二〇日からの三日間開催される予定だったが、新型コロナウイルスの感染状況を考慮し延期された。なお、実際には島根へ行ったのはまちかね祭の延期に伴う休日ではない。〕。一〇月一一月は時間ができたかな。えっと。まちかね祭が。あ、そっか。そもそも後期からは対面〔授業〕があったんです。なので、週三回位は吹田キャンパスに通ってましたし、わりとほんとに久々に人科〔＝人間科学部〕の同じ学部の友達とも関わりができはじめましたね。そうやな。どうしても何て言うか。授業がなくても会うような友達が基本写真部〔の人〕やったんですよね。人科は教室で会えば全然しゃべるけど、個人的に遊びに行くみたいな友達は結構少なくて。一人二人ぐらいはいて。ちょっと言ってなかったけど、それまでに夏に二人と飲みに行ったりはしてましたけど。うん。一〇月は人との関わりができたので、割とやっぱり気が楽になったというか（笑）。状況はマシになったかなと思う。

二〇二一年一月　成人式

石山　年末年始で実家は帰らなかった、〔引っ越し先の〕山田でそのまま年越して。一月はなんですかね、今年が成人式の歳で、本来であれば一月に成人式がある、あ、そうか皆さんもそうか。

松江　全員そうですね（笑）。

一同　（笑）。

石山　そうですね、僕は成人式にすごく出たかったんですね。僕は、何かイベントが欲しかったんですね、節目というか区切りになるもの。それがすごくなかったので、去年は特になかったし。それで〔成人式に〕出たくて、実家がギリギリ神戸市なんですけど、神戸市は直前まで「やる」って言ってたんですね、本当に一〇日ぐらいまで「やる」って言ってたんで、やる前に帰ったら、矢先中止になったんですけど。だからどうしようかなーと思いはしたんですけど、〔明石市の〕隣の加古川市が、「〔成人式を〕やる」って言ってたんですね。成人式って結構緩いっていうか、他の市でも転出者とかがやっぱりいるんで、他の市の人でも出れるんですね。だからせっかく帰ってきたし出ようと思って。で、何の縁もゆかりもない加古川市の成人式に出るっていう（笑）。一人で。みんな「ワー」って、「久しぶりー」とか言ってるのに、僕だけ一人で二階席に座ってる、「誰も知らんなー」とか言いながら（笑）。

二月　再びの東京旅行と家族写真

石山　一月はですね、また〔実家から大阪に〕帰ってきて、バイト先辞めて。で、二月ですね。冬休みはまた東京行ったんです。冬休みは色々〔家から〕出てたんですけど、あの写真部に僕と同じく電車が好きな友人がいまして、その友人が極めてフットワークが軽くてですね。まぁまぁバカなことをする友達なんですけど、その子に突然なんか「東京駅で集合して寝台特急で帰れへんか」っていう、誘い〔を受けて〕、めっちゃいいなぁと思って（笑）。でその、あの寝台特急には二人用の部屋が数室あるんです。そこってすごい〔予約が〕取れないんですよね、倍率が高いっていうか、すぐ売り切れる部屋で。取れなくて。そこに乗ろうっていう話になったんですよ。で、何をしに行くとか何も決めず、帰る日だけ決めて、東京から帰ってくる切符を取り、それで大阪駅のみどりの窓口行って、その部屋が取れなかったんですけど、「取れなくても乗るか」って。だから隣で一人用の部屋をとって。だから行きをどうするか何にも考えてなくて、復路だけ決まっちゃったみたいな。

「どうにかして東京に行かないといけない」っていうことになったんですね。その時にJRの切符って、えっと、片道が二〇〇キロ以上を超えると途中下車が可能なんですよ。一〇〇キロを超えると一〇〇キロごとにその切符の有効期限が一日ずつ伸びていくんですよね。なので、例えばその時は大阪から横浜で買ったんですけど、めちゃくちゃ遠回りの迂回ルートになったんですよ。で、あの(笑)。名古屋から長野県の松本を回って、それで山梨の甲府とかを通って、で新宿に降りて、品川東京とかを経由して横浜に行くっていう。

旧中山道、とほぼ同じルートです。で、買ったんですよ。それすると、すごい距離が伸びるので、切符の有効期間が五日ぐらいになるんですね。その間途中下車し放題なんで、途中で観光し放題おり放題で、切符って長距離割とか学割があるんで、長く買うほど安くなる。

それで切符を買って、大阪から電車に乗って、特急とか使わずに大阪から行って、まず名古屋まで行って名古屋から北に上がって、中津川っていう駅に寄って。そのときは馬籠《まごめ》宿っていう宿駅、江戸時代の宿場町がいまも残っているところなんですけど、僕そこにすごい行きたくて、そこに行って、その後、塩尻まで上がって、松本に移って、松本で一泊して、で松本城とか松本観光して、その次の日東京に降りて。その日は東京にまた友人がいるので訪ねたりとかして、東京に行った後にお姉ちゃん家に行って友達とも会うみたいなことで東京に行って。

その時は五日ぐらい東京いたんで。一番行きたかったところがあって、東京ではないんですけど、千葉県の佐倉に歴史民俗博物館っていう博物館があるんですね。僕、あの民俗学に興味があるんです。で、一度行きたくて。そこに行って、図録が欲しかったんですね。特集展示で「性差の日本史」っていうのをやってて、それがすごく見たかったんですけど、去年行けなくてちょっと悔しかって、いまそこだけで図録売ってるっていう状態だったんで、図録を買うついでにちょっと見に行きたいなぁと思って。ま、佐倉の民俗博物館行って。とにかく面白かったですね。すごく規模も大きいし楽しくて一日で全然見れなかったです。それで「これはもう一回行こう」、と。結局翌日もまた行って。

また横浜から千葉まで行って、その足で最後東京戻って、寝台特急乗って帰るっていうことやって。その寝台特急って上りは大阪に停まるんですけど、下りは停まらないってシステムなんです（笑）。ええっと、静岡行ったら全部次の停車駅姫路なんですよ、姫路まで停まらないんですよ。姫路で、実家明石なんで、姫路まで乗って明石の方が近いじゃないですか。であれば、もう実家帰ろうっていうことで、実家にその足でそのまま帰って。僕が実家に帰ったタイミングで姉も後から帰ってきたんですね、実家に。久々に実家に家族集合したたっていう感じで。

二〇二一年三月　遺骨収集ボランティア

石山　二月三月はずっとドタバタして。そっか（笑）。三月一五日に（笑）。沖縄に行くんですね（笑）。で、沖縄にいくのは旅行ではなかったんですよ（笑）。ボランティアだったんですけど、戦没者の遺骨収集のボランティアだったんですね。ボランティアを…、二〇二〇年の年末のＮＨＫの番組〔「戦没者は二度死ぬ～遺骨と戦争～」［再放送］。〕でたまたま知って、そういうボランティアだって。もともと戦争に興味があったとはいえ、そんなに自信をもって、特に沖縄戦とかについて調べてたわけではないんですけど、なぜかその番組がちょっと引っかかったんですよね。見てて。で、番組の中でたまたま大学生主体で、その戦没者の遺骨収集のボランティアをいまもやってるっていうのを知って。「じゃあちょっと試しに声掛けてみよかなあ」と思って。ちょっとこうやって話聞いてて。「ちょうど沖縄でまた派遣やる」って言うんで。じゃあせっかくいい機会やしと思ってやろっかなーというので行きました。三月の末に一〇日間。行きましたね。

で、本来であれば二月の末になる予定やったんですけど。コロナで一カ月延びて。でも三月末に「また行きたい」ってなったんですけど。

で…、一二、三人くらいですかね。例年と比べると半分くらいやったらしいですけど、それでも一二、三人は集まって行きました。大学はほんとにばらばらで、基本は東京に事務所があって東京主体でやってる団体で、運営も全部東京の大学生がやってらっしゃるんで、参加者もほとんど東京の人なんですけど。たまたま僕が行ったときは、うち三人大阪大学の学生がいて、僕含めて。〔その〕三人で「行ってみるかー」っつって。そうですねえ、平和学習みたいなこともしながら、実際に派遣活動でほんとに戦後七〇年手つかずになってるようなところで収集活動をして。行ってきた感じですね。三月はそうですね。だいたいそんな感じで。は

い。（略）
上垣　じゃあ、そう、そのー遺骨収集ボランティアは、三月の中旬ぐらいやったんよね？
石山　えっとー、三月一九日から二八日。
上垣　そうなんや。
石山　正確には。
上垣　一九から二…だから出発日の一九の時点で東京・埼玉・千葉・神奈川には緊急事態宣言が出てるんやけど。
石山　はいはい。
上垣　東京の学生の人もいた？
石山　そう…。
上垣　って状況やね？　東京から来た。
石山　うん。なので、やっぱり普段と形態も変わって、まぁまず、あの「ＳＮＳで言うな」と（笑）。で、行政から結構補助金もらってるんですよ。で遺骨収集っていま厚生労働省が主体でやってって遺骨収集って補助金正直かなり出るんですよ。活動費のほとんどがそこから出てるっていうのもあって。やっぱりそういう何や…、どうしてもそういう事情もあるので、なかなかあまり…。補助金もらってやってるのに、しかも緊急事態宣言出てるんで、批判されるおそれがあるじゃないですか。「なんで東京で緊急事態宣言が出てるにもかかわらずやってるんや」みたいなことを、世間から言われると行政的にもまずいってところで。「SNSで絶対に発信するな」っていう注釈付きでの実施で。かつ出発の前日に、薬局のいわゆる「野良PCR〔医療機関・検査機関以外の民間機関が提供するPCR検査。〕」と呼ばれる検査キットがあるので、全員分買って。で、全員ちゃんとインチキしないように全員ズームで顔出しした状態でその場で〔検査を〕やって、一応検査キットでは陰性で行きましたね。

で、そのあとから遺骨収集でしたねー。そのとき沖縄も正直状態があんまり良くないんですね、コロナの。那覇で、コンスタントに一〇〇人ぐらい〔感染者が〕出てて毎日。で那覇にずっといたんで（笑）。「沖縄で〔ウイルスを〕もらわないかな」っていう。そのまぁまぁまぁ、結果的には全員何も問題なく、帰ってこれたんですけど。やっぱり例年行ったとは聞いてるんですけど。普段であれば懇親会を開いたりしてたみたいなんですけど。一切全部できなかったんですけど。実際の活動をして帰ってきて、ミーティング・活動報告をお互いし合う時間はあったんですけど。みたいな感じでしたねー。（略）

外出自粛について

上垣　こっからの質問は。結構色んなとこに行くことに対して、やっぱりいまは自粛しといたほうがいいというか、色んなとこ行くことに対する批判はあると思うんやけど。やっぱりそういうものをどういう風に受け止めてるか、どう思ってるんかな、っていうことをちょっと知りたいかな…。

石山　うん、批判というか…。批判。うん…。あ…そうねー。

上垣　ああ、自分自身がそういうのを受け取ったことはあるかっていうのも。あるんやけど。

石山　うん、そやな、直接的に何か批判されるっていうことはなかったな。んんー。そうねー、なんやろ（笑）。身勝手っていうのは全然…〔「身勝手な行動だから避けなければならないという意識はなかった」という意味だという。（後日の石山への聞き取りより）〕。とにかくまず自分のメンタルをいい状態で安定させるかっていうことを第一に考えてて。「もうそこは許してくれ」っていう。

松江　結構どっか行くっていうのが、こう重要な…要素やったんですよね。

石山　そうですね。

松江　石山さんには。

石山　僕にとってはそれが一番…。うん。大きかったし、それが一番自分にとっていいかなっていう。うん。まぁ。ちょっと（笑）。いま…。まぁ、そうですね。多分…。違う。コロナって人に感染させるってことで、自己責任だけでは話がつかないっていうのがちょっとしんどいところかなあとは…、まぁまぁ思うんですけど。うん…。なんやろ、難しいな…（笑）。そうですね、うーん。全体的にあんまり、情報を取り入れようとはしてなかったって、わりと目を背けてたっていうか…。「知るか」みたいな（笑）。ですね。うーん、それで、コロナになって、普通に旅行に行って体調崩すことがあるとは思うんですけど。やっぱりいま出かけられなくて、しんどい状況にあるっていうのが、辛かったんで。それで出かけて、ちょっと〔自分の精神状態が〕良くなるんだったらもうそれは〔外出を〕したほうがいいっていうか。自分にとってはしたほうがいいのかなって思いにはなりましたね。

上垣　うん。じゃあこれからもその、そこは変わることはないと。

石山　そう。うん、状況によるところがあるのかもしれない…。けど、たしかに四月…。大阪でずっとコロナが一二〇〇人とか一三〇〇人とかなったときには、さすがに梅田に出るのも怖かったところはありました…。

松江　それは…最近のこの…。この〔二〇二一年〕四月。

石山　この四月。どっちかというと正直、写真部の部長やったことがおっきいかなとは思ってて。いま自分がコロナになったら、まず自分がコロナになったら活動に関われないっていうのがすごい、嫌やったし。そう。写真部の友人とは接触したりしてたんで、会ったりしてたんで、まず写真部内でそういう〔感染が広がる〕ことになるとほんとにまずいなと感じてて。別に近場の移動も四月は避けることとか、あったかなって。そうですね。

コロナ禍での心境の変化と過去の経験

上垣　高木さん、何かありますか？

高木　うん。「自分のメンタルをどう回復していくか」みたいな話があったと思うんですけど。たぶんコロナで鬱とか。こないだテレビで見てたんですけど、鬱の検索数がすごい増えてるって言ってて。そういうところもその…。ご自身のメンタル的に変化があったからこそ、旅行に行きたいなって思うことになったのかなと思って。コロナがあったからこそそれまでの気持ちと、鬱々とした気分と何か〔変化〕ありましたか？

石山　ああー、そうですね、やっぱり前期はすごい抑圧されてるというか。出かけたいっていう思いすごい抑えてたんですね。まだ（笑）。まだ去年の四月から七月くらいは。なので、そこの抑えてた部分は夏休みになって新歓のことを〔準備〕でき出したくらいからもう一気に解放されたところはありましたね。

うーん。すごく夏になって、やっと楽しいってすごい久々に思った。うーん。やっぱりそこが、そうですね、結構前期にしんどかったとこですね。うーん。なので…。やっぱり夏に出かけられて、気分回復して、まぁある程度状態よくなっていたのと。それが一つの成功体験っていうか。「ああ出かけな無理なんやな」っていうのがあったんで。夏以降も出かけるっていうような流れにはなったかなあと、思います。…はいそうですねえ。どこまで遡ったらいいのか…（笑）。それ以降、正直出かけるっていうことに対して執着して。結構…明確な理由、というか、自分に思うことがあって。

僕中学んときに不登校やったんですよ（笑）。でずっと家に引きこもってたんですね。だから全然学校がすごい嫌で。そのときは、家が一番安心できる場所やったんですけど。というより外に出ると、「中学校の友人に会うかもしれない」みたいな恐怖を感じたんで、本当出れなくて。で、ずっと家にいたんですけど。高校になって、僕、高校も中退するんですけど（笑）。これ話せばまた長くなる…（笑）。

上垣　ては は（笑）。いやいや、いいよいいよいいよ。

石山　じゃあ（笑）。高校中退以降爆発的に出られることが増えたんですよ。で、それでほんとに「解放されたな」って思ったんですね。中学校のときは、何か全然他人に対して口を開くこともなかったし。自分の中で。で、やっぱりしゃべらない出かけないだと、ほんとどんどん沈んでくだけってすごい実感して。で、それ以降ほんっとに出かけるようになって。当時はめっちゃ京都好きやったんで（笑）。受験期とか月一ぐらいとか、京都行きながら過ごしてて。それがすごく安定剤やったんですね、自分の中で。なので、ずっと引きこもってた反動でばあーっと外に出かけるようになって、で大学に行って、久々に何かこうちゃんと通える環境というか。毎日ちゃんと通って、一つの繋がりあって、すごい一年楽しかったんですけど。またそれが大学二年で急に今度は外からの圧力で抑えられたっていうのは、しんどかったですね。やっとこういう環境になれたのにっていう思いはありましたね。

上垣　そうやって色々動いてるっていうことの、意味の大きさを、過去にまで遡って話してくれたからすごいよかった。

プライベートの空間を大切にしたい

上垣　ほんとに。真木さんなんかあります？

真木　そうですね、うん。やっぱり、その実家暮らしの人と一人暮らしの人とだったら、意識の差みたいなのってあると思うんですけど。実家と一人暮らしって結構差も…。いま一人暮らし？

石山　僕、いま一人暮らし…。

真木　で、「もし自分が実家暮らしだったら、こんなには行けてないな―」みたいな、はありますか？

石山　そうですね、あのやっぱり、実家…〔にいると〕旅行行くにしても親に言わないと絶対いけないので。全部黙って来てるんで（笑）。それは…まずあるとしたらあるかなあと、親の目というのは。基本うちの親、寛容ではあったんですけど、どちらかというと「帰って来てくれ」っていう感じやったんで。

一同　うーん。

石山　うん。ただまぁ…。ちょっとどういう反応されるかわからないですけど…、あんまり実家以外の遠くに出かけるのはいけないというか。沖縄のボランティアのときも正直あんまりいい言い方はされなかったので…。そうですね、実家だったらやっぱりそうですね…（笑）。実家からすごく出たかったんですよ、大学に入るときに。明石で一年生のとき正直通おうと思えば通えるんですね。二時間くらいかかるけど。そのときも（笑）。かなりごねて。はは（笑）。「一人暮らしさせてくれ」っていう。一人暮らししたくて。うん…。そうですね。親から解き放たれたいっていうか（笑）。親元から離れたいっていう気持ちはすごいありましたね、はい。で、コロナ禍でも親元にいればそのストレスは大きかっただろうなと思いますね。

松江　なんか「家が一番落ち着く場所やった時期があった」っておっしゃってたと思うんですけど。そのときは、どうなんでしょう。選択肢があったら一人のほうが良かったのか。家にいるのが落ち着くっていうのは、家族の存在があったからなのか……?

石山　いや。家族の存在はねえ……。一人で本当に閉じこもってた、いわゆる引きこもりやったから、もうほんと親とも一言もしゃべらないっていう。だから親と話したくなかったんで、親の生活リズムと逆の生活リズムで中学生過ごしてたんです（笑）。僕もうずっと一人で生活してるように工夫をしてたので。そうですね。やから…うーん。そんな積極的に実家を選んでた、実家でよかったっていうわけでは決してない、ない…。外に出るイコール全てが恐怖やったので。当時は。と比べたら、やっぱり自分がやっぱり一番安全…安心の空間だったというか。ところですね。

松江　うんうんうん。寮…寮じゃない。マンションのお話のときも。一人の時間増えるのいいっていうことおっしゃってたんですけども。一人の時間っていうのが、大事なものの一つですか?

石山　そうですね、それはそうですね、大学入って食事付きのマンションに入って、思いましたね。うーん。一年の頃は友達が全然いなかったんですよ。豊中で。絶対大学入って友達作りたいって思って、結構内向的な性格なんですけど開きながら、人と結構話しながら…。頑張ってたんです、すごい。で、一年の前期にばあーって開いて、ある程度知り合いとか作ったあとに、後期になったらガンッ!て閉じたんですよ（笑）。

そこで続かんくなって、「無理や」みたいな。うんそうですね。そこで（笑）。やっぱり、ちょっとここまで人とずっと距離が近い環境でいるとしんどいかなあ、っていうのは思いました。そうですね。

上垣　コロナになって人と距離を取るようになって、自分一人でいる時間とか増えたと思うし。そういうのはどういう…。

石山　ああー。そうですね、何でしょう。人と距離が取れるというのも、人が決して嫌いなわけではなく、プライベートな空間はプライベートな空間で確保したかったっていうことなんですね。学生マンション(は)正直なかなかそれができなかった、っていうところで。で、いま一人暮らしになってしっかりプライベートな空間が確保できて。それはすごくいいんですけど。それ以外でもちゃんと人と関わりたいときにも関われなくなっちゃってるので。そこは、しんどいですよね、やっぱり。

第三章

大学祭のブースでコロナ禍を語ってもらう

二〇二二年度聞き取りから

大阪大学では五月と一一月に大規模な大学祭がある。いちょう祭とまちかね祭という。まちかね祭はもともと体育文化祭という名称だったが、一九六〇年に大学祭と名称を変え、一九九六年に公募によって今の名前に決まった。二〇二二年で第六三回目となるまちかね祭は、学生団体である大阪大学祭中央実行委員会が運営を担い、数日間にわたって大学構成員だけでなく遠方からも多くの人に来場いただいている。

本章は二〇二二年のまちかね祭で、日本学専修有志で屋内展示を実施し、その場でのインタビューで得られた語りをもとに編さんしたものである。

聞き取りの場となった大学祭へのコロナの影響について簡単に説明しておきたい。二〇二〇年のいちょう祭は三月の段階で大学判断で中止された。同年一一月のまちかね祭は対面とオンラインを併用して開催が予定されていたが延期となり、最終的に二〇二一年一月、大学と実行委員会の協議を経て中止となった。翌年一一月には一般来場者には地域制限をかけることで開催できた。二〇二二年は公式テーマを「#青春セイサク中」として開催に至った。入場はすべて事前予約制だった。

期間中に会場で行った展示は次のようである。展示の主旨は、回想してもらうこと、表現してもらうこと。図で示したように教室正面の黒板には模造紙を張り、年表コーナーにした。ただし、元になる事項は緊急事態宣言期間と感染者数のみ示し、あとは、来場者が付箋に自らの経験を書いて、該当する時期のところに貼ってもらうことにした(図2、カバー裏写真)。三日間でたくさんの人の記憶の断片が重ねられた。この他に、マスクやフェイスシールド、在宅中に活用したゲームなどを展示して、模造紙に思い出を書いてもらった。また、オーラルヒストリーを活用して研究している大学院生には、研究紹介パネルを作成してもらい、聞き取りがどのように学術研究として応用されているの

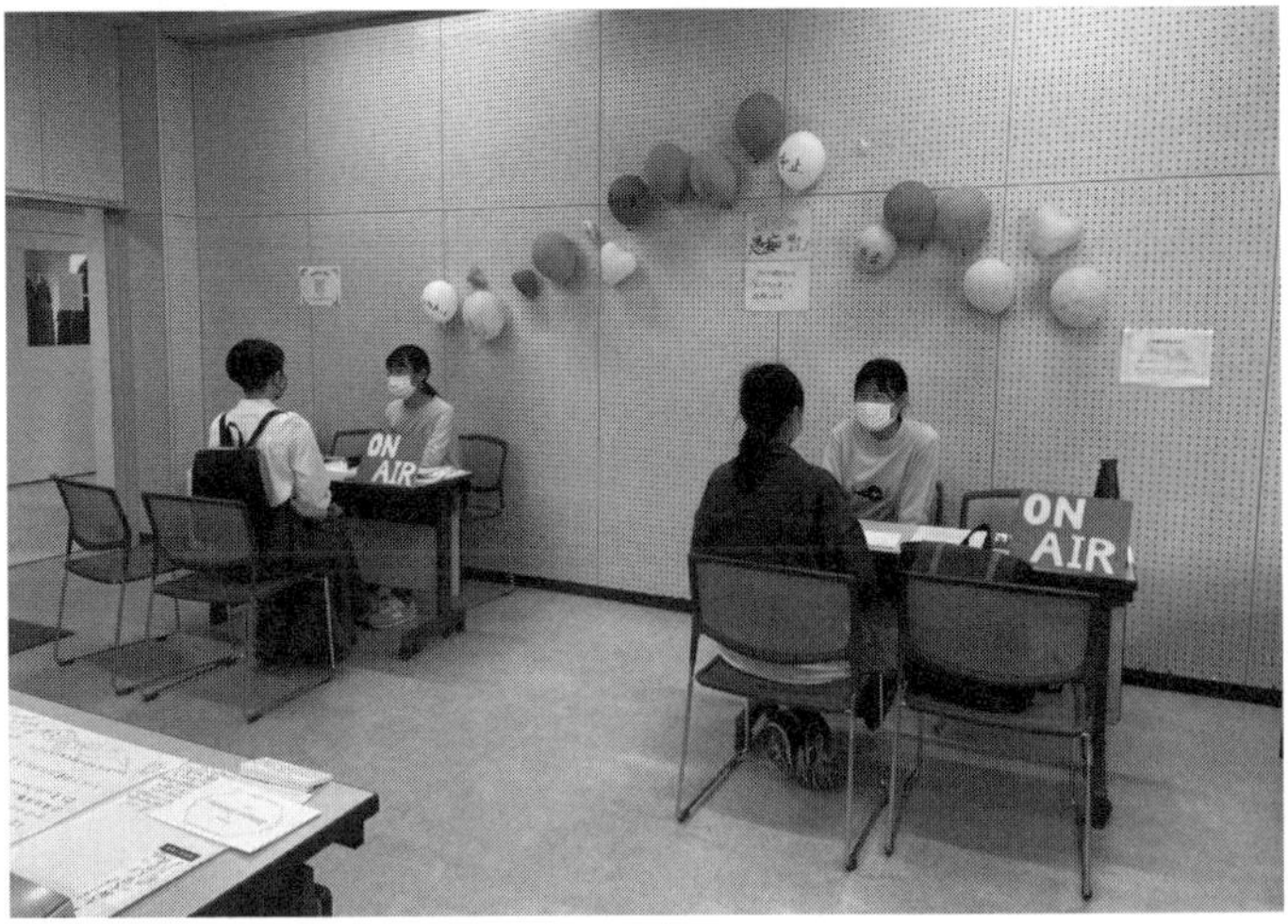

図1　聞き取りの様子。ラジオブースをイメージしたこの席で、3日間で84名の方がコロナ禍の経験や今の思いを語った。

かを示した。

来場者はもちろん、会場外を行きかう方にもインタビューへの協力をお願いし、協力していただける方には趣旨を説明して会場に設けたテーブルでお話してもらった。一般的にはオーラルヒストリーは下調べをしたうえで分厚い聞き取りを目指すことになるが、学祭の展示ブースで会ったばかりの方に接するという環境を考慮し、問いを二〇個ほど事前にこちらで準備し、選んでもらったものを問いかけるところからインタビューを実施した。

問いの実例をいくつかあげてみよう。

・ズーム授業で気まずい瞬間。
・就活のオンライン面接で苦労したこと。
・修学旅行はどうなりましたか。などなど。

このほか、準備した問いに良いものがないときは語り手と相談して導入となる問いを決めた。こうして集められた声から、聞き手がもっとも共有したい部分を短く抜粋したのがこちらの章である。語り手は、大学を見学に来た高校

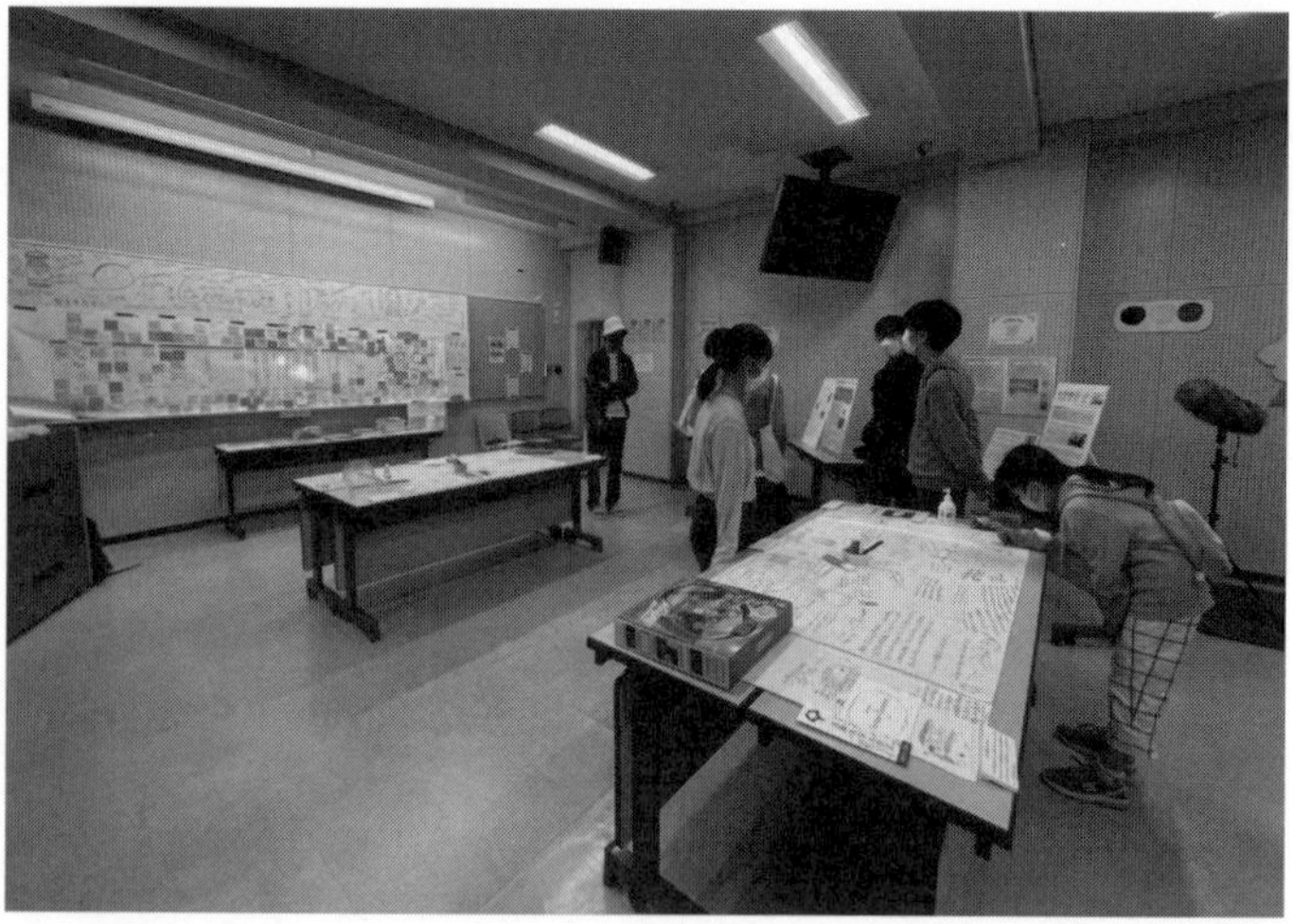

図2　左奥 年表コーナー。右手前 コロナ禍のモノの展示コーナー。来場者の方が書いた内容をもとに話が広がり、聞き取りに繋がることも多かった。

生から、主婦、公務員、高齢者、民間労働者など多様である。これだけの人が大学祭に足を運び、研究に協力してもよいと言ってくれることに感銘を受ける。ごく短いインタビューからも、語り手それぞれの個性が伝わってくる。聞く側も三日間で八〇名以上に聞くことで、ずいぶん慣れていった。

やり終えて思うのは、こうした展示の場での聞き取りは、大学祭に限らず、さまざまな場に応用できそうだということだ。実際、二〇二三年七月八日には、大阪府吹田市のエキスポシティで開催された大阪大学のイベントにてブースを出し、一日で三〇組のインタビューをすることができた。

近現代史の展示の場合、展示物を見ながら来場者が過去を回想し、傍にいる人との話に花が咲くことも少なくないだろう。ボランティアを募集して研修をしたうえでなら、語りを集めることも可能な気がする。展示という想起の場で集められた声が、また次の展示へと連関し継承されていく可能性を感じている。（安岡健一）

1日目

#コロナ禍の受験生
二〇二二年一一月四日（金）一〇時五〇分
川口万葉（二〇）大学二年生

「いつでも先生に電話して頑張れって励ましてもらえた」

聞き手　山内聡太（友人）

山内　それでは緊急事態宣言とかが出ている中でのコロナ禍での予備校とか塾とか、もし行ってらしたらそのときの対応を教えてほしいんですけど。
川口　塾は、徐々に、対面の授業っていうのから、違うな。その、四、五〇人一緒に受けてる対面の授業っていうのが、一クラスに二〇人ずつみたいな感じでわかれるっていう段階から、もう完全に緊急事態宣言が出たらもうオンラインでグーグルクラスルームっていうのを使って先生が資料を配布して、授業動画を撮って課題を書いた紙の写真を撮って、それを送り返すみたいな感じで、授業やってもらってて。それとは別にいつでも電話してきていいよって、担当の先生が〔電話に〕出るよみたいな感じで。ちょっと一人で勉強しててメンタルしんどいなってなったときでも、いつでも先生に電話して頑張れって励ましてもらえたりしたのは、すごくコロナ禍ならではの経験やと思います。よくない非常事態みたいな災害ですけど、そこは貴重な経験だったかなって。そのコロナ禍での受験生って多分僕らが一番痛感してると思うんで。
山内　そうですね、そこはそうですね。
川口　そこは不幸の中でもちょっと前向きに捉えられるところかなって自分は思ってます。

#下宿生の判断
二〇二二年一一月四日（金）一一時一五分
田中優衣（二〇）大学一年生

「なんかちょっと安心しましたね。帰れるんだって。」

聞き手　上垣皓太朗

上垣　オンライン授業中、帰省、もしくは下宿、どちらにされましたか。

田中　最初は下宿でしてたんですけど、何かずっとオンライン授業で一日誰ともしゃべらないみたいな日が一週間ぐらいあって。で、なんかたまに母から連絡が来て、電話したら、なんか私の声がちょっと沈んでたのかわからないんですけど（笑）、「もう、一回帰ってきなさい」って言われて、帰りました。結構きついっていうのもあって。何もバイトもサークルもしてなかったので。うん。

上垣　普段は下宿されていて…ご実家がどちらでしたっけ。

田中　佐賀県です。

上垣　佐賀県ですよね。それで大阪に下宿されている。遠いですよね。

田中　なかなか…。はい。流行ってたので帰るのもちょっとためらったり…。

上垣　それはいつごろの時期ですか。

田中　もう始まってすぐなので、ゴールデンウィーク明けぐらいです。

上垣　じゃあ二〇二〇年の五月の上旬。

田中　あ、二一年です。

上垣　二〇二一年。なるほど、その年に入学されたんですね。そうなんですね。電話でお話を聞いたときに、お母さんが、「ちょっと沈んでるようだよ」って。そのあと何ておっしゃったんですか？

田中　母がですか？　なんか「どうせ、ズーム授業だし、別に大阪で特にしたいことがないのなら帰ってきなさい」って言われて。

上垣　ああ。それを言われたときにどうお感じになりましたか。

田中　結構、誰とも話さないっていうのが今まで経験したことなかったんですけど。人としゃべるのできないって辛かったので、なんかちょっと安心しましたね。帰れるんだって。

#忘れられない恋愛

二〇二二年一一月四日（金）一一時二〇分

Y・U（一九）大学一年生

「終礼の方で先生がいきなり休校になるって言い出して。絶望でした。」

聞き手　松江彩花

松江　では、コロナ禍の忘れられない恋愛を教えてください。

U　コロナ禍の、高一のときなんですけど。高一の…とき、高一の一〇月ぐらい、文化祭があって、その準備期間ぐらいから何か好きな人ができてて。ずっと言えなくていたんですけど、なんかもう。本人には言えないんですけど、めっちゃなんかもう一人で舞い上がってて、でみんな知ってるみたいな。本人以外知ってるみたいな状態で。なんかめっちゃ重すぎて、恋愛したことなかったんで、今もないんすけど。だからなんか、もうみんなから玉砕しろってずっと言われてて、なんか早くけりをつけたいってか、もう未練を断ち切りたいな、なんて思って。

このクラスマッチの日に、一年最後のクラスマッチの日に。あのー、あ、同じクラスだったんですよその人は。だからクラスマッチの日に、玉砕しようかなと思ってたら。なんか一斉休校が一週間前に発表されて、ちょうど何か学校にいるときに、昼休みぐらいにみんな騒ぎ出して、そのスマホ…。本来は何か、高校で禁止されてるんすけどみんな見てて。自分見てなかったんでわかんないんすけど、みんななんかスマホで、全国休校の話題が流れてきてツイッターかなんかで。それでみんな騒ぎ出して、えー！とかざわざわし出して。帰りの…、朝礼じゃなくて、終礼の方で先生がいきなり休校になるって言い出して。絶望でした。

松江　そっかあー、へえー！　ちょっと、その後の。恋愛のその後を教えてほしいんですよね。

U　その後ですね、休校明けて、その子は理系に行ってしまって自分文系なんで。クラスも全部わかれてしまって。

松江　ええー！

U　連絡先も知らないんで。

松江　うんうんうんうん、

U　なんか全然話すこともなく、終わりました。

#コロナ禍にハマったこと　#自粛生活を機に

二〇二二年一一月四日（金）一一時四〇分

佐津川晋（五八）公務員

聞き手　松江彩花（勤務先のアルバイト学生）

「自分もわからない、何かくすぐられてね。」

佐津川　前からちょろっとは見てたけれども、まとめ読みをしたのがその…えっとアメコミってマーベル系とアルファベットのDC系というのがあって、DC系がスーパーマンとかバットマンで、マーベル系は要は言ったらアイアンマンとか…ハルクとかあんな感じのやつ。でー、どっちかというとこのDC系が最初好きだったんだけどこっちまで好きになってしまって困ってるという、どうしたものかと。で、DC系は一番最初はフラッシュっていう、やたら走るのが速いヒーローの話。で、見てるうちにスーパー・ガールとか。スーパーマンのいとこか。あとアローー、これは普通の人なんだけど弓矢がうまいことやらはるという話なんだけれど。まあーいろいろ見てしまいましたね。何で見たんだろう、自分もわからない、何かくすぐられてね。

松江　第何波ぐらいですか？

佐津川　何波かはわからないなあー…。

松江　最初のほうですか？

佐津川　最初…最初はどちらかといったらアマゾンプライム系でちょっと観出して、映画をまあ観てたら、でそこからなぜかそういう方向に…。ドラマ、元々アメリカのテレビドラマなので、ワンシーズン二〇何話ぐらいあるやつを、六シーズンも通してみたり、まあもちろん、うちの奥様はお怒りなんですけどもね。もうつい見通してしまったりとかね。

#高校への出張授業　#Zoomで
二〇二二年一一月四日（金）一一時五一分
伊原司朗（五二）会社員

「いただいた言葉が、すごい嬉しくて嬉しくて。」

聞き手　野村琴未

伊原　その〔出張〕授業の終わりにですね、ズームがパシャンと途切れてしまったんですね。ああ途中で終わってしまったなっていう感じだったんですけども、先生から電話があって、生徒みんなから、最後の感謝の言葉をお伝えしたいんで、もう一回ちょっと繋げさせてもらっていいですか、っていうことで繋いでいただいて。最後に生徒さん皆さんから、お礼の言葉をいただいて。そのときの何だろう、いただいた言葉が、すごい嬉しくて嬉しくて。涙がぐっとあふれるぐらい。まさに我々が考えるね、最初の挨拶と最後の挨拶。最後の挨拶をちゃんとしていこうというのを、きちんとされてるんだなっていうので。ぐっとこうね、感動を学校からいただいたっていう話です。

野村　ズームの中で、そういうふうに高校生に向けて授業をされていたんですね。なるほど。

#マスクについて思うこと
二〇二二年一一月四日（金）一二時四五分
西谷元気（二二）大学院生
「そういう社会の風潮がちょっと嫌」
聞き手　山内聡太（研究室の後輩）

西谷　感染拡大防止っていう意図でやってたはずのものがいつの間にか形骸化してるなっていうのを感じてて。そもそもちょっと息苦しいっていうのもあるし面倒くさいっていうのもあってあまり元々マスク着けるの好きじゃなかったんですけど、なんかそういう社会の風潮がちょっと嫌でつけてないってのがあります。
山内　ちなみにそういったのを思われるようになったのはどれぐらいといいますか、コロナが始まりたてからもそうだったのか、とかですね。
西谷　どうなんだろう。去年の冬ぐらいに多分バーに飲みに行って誰もつけてなくてっていうのを見たのと。でも実際つけなく、なんかすごい違和感を持つようになったのは今年〔二〇二二年〕の五月か六月ぐらいからかな。
山内　それは何かきっかけといいますか。
西谷　徐々にいや、なんか結構外してもＯＫみたいな風潮になってるやんっていうのがあって、あと自分自身が何回かかかったのもあってていうのがありますね。

#オンライン面接
二〇二二年一一月四日（金）一二時五七分
野村春日（二三）大学四年生
「ノンバーバルコミュニケーションの方が得意？（笑）」
聞き手　上垣皓太朗（友人）

上垣　では、就活の面接であるとか選考であるとかで、コロナ禍っていうことで苦労されたことはありますか。
野村　そうですね。まずその苦労したことっていうのが、私が割と人と話すときのコミュニケーションで、対面の方が得意？なのが多くて。ていうのもやっぱりその、なんでしょうね。ボディーランゲージが多かったりとか、ノンバーバルコミュニケーションの方が得意？（笑）

上垣　はは（笑）。

野村　わかる？（笑）

上垣　わかる（笑）。わかるわかる。

野村　やからなんやろ、魅力が伝わりにくいな、みたいなことはすごく感じていました。最初の…最初のその自己紹介のときとかも、第一印象が伝わりづらかったりとか、

上垣　うん、うん、うん。

野村　いうのがすごくあって、面接すごく落ちた気がして。逆に対面の方がポンポンポンポン進んでいった感じがした、から、オンライン面接しんどかったなーって。

上垣　それしんどいよね。

野村　しんどかった。

#Zoom授業と対面授業どっち派
#Zoom授業の気まずい瞬間
二〇二二年一一月四日（金）一三時三五分
池田甫樹（一九）大学二年生

「ただ話を聞くだけの授業だったら別にオンラインでも何でもいいのかな」「喋り始めても、全然反応してくれなかったり」

河合隆蔵（二〇）大学二年生
聞き手　山内聡太（友人）

河合　そうですね、やっぱりズームで、大学に入って初めてズームを使うようになったわけじゃないですか。てなったときにやっぱり「これどうやって使うんや」みたいなのはすごいあったけどやってみたら大したこともないし対面授業より、いったら簡単な、楽に授業を受けるわけやから。すごいやりやすいし、いいなと思いましたけどね。

山内　確かに。ちょっとそれに関連して、今、対面授業に戻ってきてますけども、オンライン授業とどっちがいいですか、対面授業とオンライン授業。

河合　でも授業の内容によるかなとも思って。例えば専門科目の演習的なやつやったら、やっぱり簡単に議論がしやすい対面の方がいいと思うし、なんかもう基盤教養とか講

義科目とか、ただ話を聞くだけの授業だったら別にオンラインでも何でもいいのかなとは、ねえ。

山内　なるほど、では次に池田さん。今ズーム授業についてちょっと聞いたんですけど、ズーム授業の中で気まずいなと思った瞬間とか、これズーム授業で嫌だなと思う瞬間というのを教えてください。

池田　そうですね、ズームの授業だと結構そのブレイクアウトルームっていう小さな班に分けられてグループワークをすることが多いんですけど。

山内　はい。

池田　そのときに、自分が喋り始めても…。

山内　ああ、分かります分かります。

池田　喋り始めても、全然反応してくれなかったり、全然他の人がミュート解除してくれなかったりすると、みんなあんまやる気ないんかなってなって結構気まずい感じになります。

大学院生の生活

二〇二二年一一月四日（金）一四時二〇分

Naomi Imasato（二七）大学院生

"but most of the international students, they decided to come to the lab"

聞き手　モウラ・フェルナンダ

F – Thank you. Uh … 今は二時二〇分です. えー, so, you were saying that this question never really applied to you because you were coming to university even with corona …?

I – Yeah, 'cause … I feel like all the 学部生 they were asked to stay home and they would have classes online over Zoom, and I was … as a 大学院生, they didn't really restrict the access to the campus to us. They just said, like, uh… if you want to come or if you have to come to campus, it's ok, you can come, but in my lab as well it was pretty free. Yeah, it's up to the member if they want to come or not. So a lot of the Japanese students, actually, they decided to work from home, but most of the international students, they decided to come to the lab. Yeah.

F – So for a while there were mainly international students …

I – Yes.

F – And not really a lot of Japanese students.
I – Uuuh, I would say one or two.
F – How about the ゼミ meetings and lab meetings?
I – Oooh!
F – Were they all online or in person?
I – All online and the meetings are still online. In my lab, yeah. But the ゼミ, it used to be full recorded on YouTube, people would upload it and then share the links...
F – Ah so instead of giving a presentation live, it would be recorded, put on YouTube and people would watch?
I – Yes. But now it' s uh ... like··· on Zoom.
F – Ah, now it' s live?
I – Yeah.

一斉休校中に小中学校で働いて
二〇二一年一一月四日（金）一四時二〇分
Jei de Villa（二五）教職員

“it was just extended 春休み”

聞き手　モウラ・フェルナンダ

F – I see. How was it for you teaching ...
V – At school? So, the interesting thing, I think, is that, because we were in the countryside and our population was really ... low, uhm··· We never stopped ... classes. We never ... uhm. There were a few months where there were no classes at all but we didn't have the infrastructure to do online classes, so it was just extended 春休み. For everyone. I mean, I still had to work ...
F – Yeah.
V – ... go to the office, but all the kids, I don't know how they did it, maybe they were sent their homework ... Like, teachers would drive to their houses and leave the homework packets in their mail. Yeah. I remember going with one of my teachers to help out, uhm ... I didn't help so much because she didn't really have a lot of students. And I just thought that was interesting that she knew where everyone lived.
F – Wow.
V – And they were given, like, a deadline and then after, like, a week, she would drive by and get the answers and replace it.

#部活動で悔しかったこと

二〇二二年一一月四日（金）一四時三五分

丸箸里奈（二〇）大学三年生

聞き手　上垣皓太朗、久保はるな（上垣は大学の同級生）

「悲しい。出てたかもしれないのに。」

上垣　部員にコロナの感染者が出た。

丸箸　そういうことです。

上垣　で、練習に来てたわけではなかったけれども、〔陸上部〕全体として出場ができない。

丸箸　そうそう。できないということになってしまって、でもそれもあったから今年はできてよかったなあっていう感じで。

上垣　それが何年？

丸箸　二〇二一です。

上垣　二〇二一の何月？

丸箸　二〇二一年七月、七月三一。

上垣　また直前っていう判断になったのが。

丸箸　そう。だから画面越しに七帝戦を見るという、悲しい。出てたかもしれないのに。

上垣　周りの人の受け止めというか、部員の受け止めはどうでしたか。

丸箸　やっぱでも、あのその、なくなってその日の夜に緊急ミーティングがあって、パート間で集まったんですけど、そこでもうここで四回生の先輩たちから、メッセージいただきますっていうので、もうその引退までの一言お願いします、だったので。全然みんな気持ちの整理がついてないまま、なんかもう引退されるし、もう代替わりそこでするみたいな感じだったので。だからなんか呆然としてました。

#サークルの人と初めて直接会った瞬間

二〇二二年一一月四日（金）一四時三五分

前田愛実（二一）大学三年生

聞き手　上垣皓太朗、久保はるな（上垣は大学の同級生）

「初対面じゃないけど初対面みたいな」

前田　私サークルの方なんですけど、まあ最初入ったばっかりのときは本当に画面越しに会ってるっていう状態だったんですけど、ようやく一年生の秋に対面でサークルができるようになって、何かそこで今まで画面越しに会ってた人と初めて対面で会えたときの感動がすごかったですね。あとコロナ禍の情勢に合わせて普段は毎年対面でやってるイベントを、そのオンラインに変えて実施できたっていうところも何かコロナ禍ならではで、今はちょっといい思い出かなって。

上垣　確かにそうだね。サークルはどういうサークルですか。

前田　はい。新入生のサポートとか受験生相談のイベントとかをする生協学生委員会っていうサークルです。

上垣　久しぶりにというか初めて、ズームでは会っていたけど、対面では初めて会えたときの気持ちってどんな気持ちでした。

前田　そうですね、やっぱり一言で言うと感動ですね。うんなんかやっと会えたって。なんか初対面じゃないけど初対面みたいなちょっと新鮮な気持ちでした。

#地域の劇団の活動

二〇二二年一一月四日（金）一四時三五分

六車範雄（六七）無職

聞き手　松江彩花

「大変な、コロナはまあ大変です、はい」

六車　コロナはね、もうコロナで休んだ人もいるし、団長も八〇代ですけど、感染して自宅待機して、一週間から一〇日間ぐらい。その間保健所からの食事が無料で届いて嬉しかった言うてました（笑）。

松江　嬉しかったと、あははは（笑）。

六車　そんなに大した症状ではなかったんですが。ピンピンしてたんですけど。無料の食事が嬉しかったとね。あと、主宰者の旦那さんはコロナで亡くなって。その主宰者の人もその感染して、しばらく練習に来れなかったんですけど。で、そのコロナで亡くなると、安置室に一〇日間ぐらい置いとかないといけないらしいんですけど。葬儀もまだしてないし。で、安置室において、その中で密葬みたいな形になる。志村けんさんがそうやったらしいんですけど。はい。大変な、コロナはまあ大変です、はい。

松江　何か活動が制限されたりとか。

六車　活動は台詞の稽古もこの〔マスクの〕まま、苦しいですけど。練習も来れますし台詞の稽古もするし。

#コロナに感染して連絡した人
#PCR検査を受けるまで
二〇二二年一一月四日（金）一五時〇五分
不破剛（五六）会社員

「えーっと私の妻です」

聞き手　松江彩花

松江　それでは…コロナに感染して一番最初に連絡した方、教えてください。
不破　えーっと私の妻です、はい。私単身赴任しておりまして、茨城県に、まあ一人暮らし、単身赴任の一人暮らしをアパートでしていて。感染したのが去年の、二月の四日からです。
松江　二〇二…一年。
不破　はい、一年。で、その前の日に病院行きまして、PCR検査をしました。PCR検査の結果が次の日の四日に出まして、夕方ですね、三時四時。で嫁に電話して。保健所からお気の毒ですけれども陽性になりました、という連絡があって（笑）。最初に連絡したのはもちろん妻。で、二番目に連絡したのが会社の上司。直接の上司繋がらなかったんで、二番目の上司に電話しました。（略）
　熱が出たのは前の月という。一月の三〇日で、三一日だったかな？　日曜の朝、これコロナじゃないかな思って電話して救急病棟で見てもらったんですけど。発熱病棟ってどちらかというとコロナの専門家がおるような病院だったんですけれども。「コロナじゃない」と言い切られたんですよ。インフルかな？思ってインフルの検査もしたんですけど、インフルは陰性だったんですよ。コロナじゃないって先生がおっしゃるから、そうかな思って熱引くの…。熱だけだったんで、熱引くのを待ってね。特に味が、無味であるとか、そういうことはなかったんで。でー、三日間経っても熱が下がらないで嫁から「やっぱPCR検査行くべきだ」と言われて。そうだねっていうことで行って、結果が出たんが四日。ということだったんで。やはりあの、先生の判断もあるかもしれないですけど、PCR検査大事…。

当時その、PCRのキットが少なかったんで、多分制限、先生もかけてたと思うんですけど。今は簡単に抗原検査とかね、薬局で売ってるんで、結構身近に検査ができるようになって。今もうだいぶね、感染したからといって事務所を一週間止めたりすることはないので、いい方向には行ったかなと思うんですけれども。

#初めて研究室に行った日

二〇二二年一一月四日（金）一五時二〇分

リチャーズ和子（五九）大学院生

「テレビの世界にいてた人が現実にいるみたいな、接触するみたいな感じで」

聞き手　松江彩花（研究室の後輩）

松江　何か、初めてあの研究室行ったときのこととか覚えてらっしゃいますか？

リチャーズ　えっと、一番最初入学してすぐに、説明会の後に、行って皆さんの話を聞きながら、私ちょっと入るとこ間違ったなって思ってて（笑）。でそっからお会いすることなく、で一〇月一一月、一〇月の頭に研究室のぞいて。そしたらズームで一緒だった方たちがいらして、で皆さんが「お茶飲む？」とか、「お菓子食べる？」とかって言って、なんかお弁当食べてはる人もいてて。いやあなんか、画面で見てた人がこんな近くにいるしと思って。なんやろ、テレビの世界にいてた人が現実にいるみたいな、接触するみたいな感じで。ズームはなかなか知り合いになれないし、お話するのも、順番を待つ感じでなかなか授業から抜けれない。けれども、研究室にいることで、お友達みたいになれる、すぐなれる。共通の悩みもあるし。だからすごく、研究室いいなと…（笑）、ごめんなさい、ごめんなさい。

松江　いえいえいえいえ。

リチャーズ　うん、いいなと思いました。そうね、それぐらい。あと先生に直接お話聞けるのがすごく良かったし、今日初めて学食行ってきて。

松江　あ！　そうなんですか。

リチャーズ　初めて行って、いや一人でよう行かんわと思ってた（笑）。

#コロナ前の大学生活と比べて

二〇二二年一一月四日（金）一六時一〇分
山口美咲（二一）大学四年生
大倉璃子（二二）大学四年生

「コロナになってちょっとね、遠慮してもいい雰囲気になったのは、」「ちょっとなあ。」

聞き手　松江彩花

山口　私サークル入ってたんですけど、でもサークルの飲み会とかがなくなったから、そういうので外食の機会は圧倒的に減ったかなあって思います。やっぱ大人数が集まれないし、少人数でも何か飲みはちょっとみたいな雰囲気があったから、減ったかなあって思います。
大倉　そもそも人と会うことが減ったから、友達とかとも会わなくなったから、外食は結構なかったかもね。
山口　ね。なかったよね。
松江　どっちがいいですか。あった頃と。今と。
山口　ええー。ええ。
大倉　ええー！　え、（笑）。
松江　ふふふふ（笑）。
山口　なんか私は飲み会とかで、もうむちゃくちゃ飲み会が好きっていうタイプでもなかったから、コロナ前はもう飲み会あったら絶対強制参加みたいな感じだったけど、コロナになってちょっとね、遠慮してもいい雰囲気になったのは。
大倉　ちょっとなあ。
山口　ちょっと何かありがたかったかな、
大倉　ありがたかった。
山口　っていうのはちょっと思ったりします。
大倉　そうかも。それはあるかもな。

#オンライン面接
二〇二二年一一月四日（金）一六時一五分
神林麟汰（二一）大学四年生

「下は短パンとか結構ありましたね、正直ありましたね。」

聞き手　草替春那

草替　服装はもうしっかり上下スーツですか。

神林　いやそうですね、これは上だけちょっとこの辺ぐらいまでしっかりした格好で、下は短パンとか結構ありましたね、正直ありましたね。
草替　たまに立ってみてくださいとか言われる人がいたとか…。
神林　本当ですか、危なかったです、それは。
草替　リラックスして受けれるのはいいかもしれないですね。
神林　そうですね、対面の時よりは緊張感はなかったかもしれないですね。

#コロナ療養期間
二〇二二年一一月四日（金）一六時一五分
加藤国生（二二）大学四年生

「なんかきつすぎて、寂しいというか戦ってるので」

聞き手　草替春那

草替　コロナ感染中に何を食べてましたか。
加藤　はい。これが、私が一番きつかったときは正直何も食べていないというか、ゼリーとかもちょっと喉通らなかったぐらいでした。
草替　熱はどれぐらい出てたんですか。
加藤　熱は三九度五分ぐらい。
草替　それは喉通らないですね。お腹すいたりとかしました？
加藤　そうですね、結構結構きつかったですね。
草替　一人暮らしですか？
加藤　そうですね、一人暮らしで。
草替　一人でその熱に耐えてたっていうことですかね？
加藤　実は四週間ぐらいずっと熱があって、最初の二週間は実家に一回帰ったんですけど、親に迎えに来てもらって。で、熱が引いて大丈夫かなって思って一人暮らしに戻ったらまたぶり返して、最後の二週間は一人で待機してたって感じです。
草替　いつ頃のお話ですか？
加藤　今年〔二〇二二年〕の二月ぐらいですね。
草替　寂しかったですか、一人でいるのは？
加藤　なんかきつすぎて、寂しいというか戦ってるので、そっちまでちょっと余裕がなかったですね。

草替　なるほど。何も食べれない期間ってどれぐらい続いてたんですか？

加藤　一週間半ぐらいは結構それに近くて。実は、なんか痛み止めの薬を飲むと、その一瞬薬の効果で食べれるようになるみたいな時間がちょっとだけあって、その時にちょっとおかゆとかをかきこんでました。

草替　おかゆ自分で作られてたんですか？

加藤　いや、近くのコンビニで買って、レンジでチンして、それを食べてました。

草替　自分で買いに行かれたんですか？

加藤　それはそうですね。

草替　しんどいですね。

加藤　感染もちょっと申し訳ないと思ったんですけど、ちょっと他に誰もいなかったので。

草替　一人暮らしだとそうなりますよね。他にしんどいことありました、コロナ中？

加藤　そうですね、大学生っていうこともあって、ちょうど一月末ぐらいにかかったので、期末テスト。

草替　あっ、そうですね。

加藤　あんまり、一回目全部授業を受けれなくて追試にしてもらったんですけど、まさか一ヶ月も続くと思わなかったので、追試も何個か受けないのもあって、ちょっとそこがきつかったですね。

草替　救済措置とかなかったんですか？

加藤　ちょっと自分がきつすぎて、途中で教授に連絡するのをやめてしまったので…。

草替　できないですよね、三九度あると。

加藤　なので絶対に取らないといけないのだけは何とか救済してもらったんですけど、ちょっとそれ以外のやつは諦めたみたいなのもありました。

#日本に一時滞在中にコロナ感染

二〇二二年一一月四日（金）一六時四五分

アンスンヨプ（二五）大学三年生

「お金めっちゃ払ってやったんだけど、陽性になっちゃって…。」

竹下茅咲（二五）医療関係者

「『ご飯運んでくださーい！』って（笑）」

聞き手　松江彩花（アンの研究室の同期）

アン　うん。だからもうそのときに韓国に帰るために、飛行機に乗るために陰性の証明書が必要で、それをお金めっちゃ払ってやったんだけど、陽性になっちゃって…。

松江　なるほどー！

竹下　全然症状はなかったんだよね。

アン　そうそうそうそう。陽性になってからそういう症状が出てき始めて。だから、どうすればいいのってめっちゃ慌ててて。でも、まあそのとき…それをきっかけに、豊中市からいろいろ救護の品物とか、いろいろもらって。それはちょっとありがたいと思ってる（笑）。

松江　連絡を最初に受けたときにどういう話をされたんですか？

竹下　とりあえず、何だろう、韓国帰れなくて大丈夫？みたいのと、あとチケットも取っちゃってたんだよね、その時。だからそのお金どうするんだろうとか、あとかかっちゃってて、しかも一時的に日本に帰ってきてるから全然薬とかも家にね、なかったんだよね。そうそうなくて、ご飯も何にもないからどうしようどうしようってなってて。私、普段愛知に住んでるので。（略）であれだったんですよ、ご飯の、その豊中からの支援の手配は全部私がやったんだよね。

アン　そうそう。

竹下　そうなんですよ、電話番号がなくて、一時的に帰ってきてたから日本の電話番号がなくて携帯電話が使えなくて、私がやるしかなかった。

アン　そうそう…ありがたい。

竹下　愛知から豊中に電話して（笑）。「ご飯運んでくださーい！」って（笑）。

松江　「何で愛知なんだろう？」ってね。

竹下　そうそうそう、そうなんです。そうねえー大変だったね。

アン　そうそうそう、ね（笑）。

#高校の部活動

二〇二二年一一月四日（金）一七時〇五分

吉嶋遥海（二〇）大学二年生

「あっ、サッカー部の最後の大会なくなったっすね」

聞き手　久保はるな、松江彩花（久保は大学の同級生、松江は先輩）

松江　ああ、高校は？
吉嶋　高校は…。
松江　部活で何かなくなっちゃったとか。
吉嶋　イベン…あっ、サッカー部の最後の大会なくなったっすね。
松江　えっそれめっちゃ大事やん！
吉嶋　なくなったのが確か三月四月ぐらいに決まったんで、一瞬でやめました。
松江　え、いつあるはずだったの？
吉嶋　総体大体七月か六月とかで、勝ち進めばずっとあるんですけど。三、四月ぐらいにもう決まって、であったとしても、チーム内のOB戦みたいな感じだとか、県内だけでやるとかっていうのがもう決まっちゃったんで。それで終わりました。（略）
松江　なんかわりとみんな諦めって感じ？
吉嶋　諦めれない人ももしかしたらいたかもしれないです（笑）。
松江　わりとリアクションとか違ったかな。
吉嶋　そうですね、もう。結局残って…三年いっぱいサッカーしてる人もいましたし、もうきっぱり、僕と同じきっぱり辞める人もいて。でも確かに、部活が一番、大きかったかもしれませんね、影響でいったら。
松江　なんか。んーなんやろうな、完全に個人個人で続ける人は続ける、やめる人はやめるって、はっきり決まった？　何か荒れたりせんかった？（笑）
吉嶋　確かに（笑）。喧嘩ですか。
松江　そうそうそうそう。
吉嶋　喧嘩は…。あでも…それぞれ思うところあったかもしんないすけど、普通になんていうか、いくつかやめるタイミングがあって。普通に、もう決まった瞬間に辞める人とか。普通の三年生が終わるような同じぐらいの六月とかで辞める人とか。もうちょっとなんていうか、私立大学、私立高校とかと同じぐらいにもう冬までずっと頑張る人みたいな、みんなわかれてたんですけど。でもみんな大変みたいなのはわかってたんで、ある程度共感して、共有してました。

#コロナ禍にハマったこと　#自粛生活を機に
二〇二二年一一月四日（金）一七時四五分
武元由宣（二一）大学三年生

「投げてたのが山本由伸投手って。自分の名前が武元由宣」

聞き手　久保はるな、松江彩花（久保は大学の後輩、松江は同期）

松江　ステイホーム中にはまったことは何ですか？

武元　何ですか？　ええ…（笑）。

久保、松江　ははは（笑）。

武元　そうですね、野球観戦にハマりまして。二〇二〇年の六月ぐらいに、あんまりその、大学の授業とかはほとんどオンラインで、何かバイトとか行くにも、バイトの面接とかもちょっとコロナとかの関連で怖いなっていう中で、家で暇してて、テレビつけたらちょうど野球の試合やってて。たまたま何かオリックスの試合があって、そのとき投げてたのが山本由伸投手って。自分の名前が武元由宣。

久保、松江　ははは（笑）。

武元　その、名前が似てるピッチャーが投げていて、しかもすごく、すごい球投げてて。（略）ちょっと追ってみようと思って見出して、でもその年はすごく弱くて。その年が終わり、二〇二一年になって、徐々にコロナも緩和されだし…制限緩和されだして、球場に行ってみようかみたいになって。（略）神戸で見た試合のときに、何かそうですね。三点差ぐらいのところからそのサヨナラ勝ちの試合があって（笑）。

松江　うおお！

武元　（略）その年、優勝して、で今年で。そうやって家族とかに話しているうちだんだん今度家族の方がはまりだして、特にうちの母親とかが、野球とかあんまり興味なかったのに、専業主婦であんまりそう。時間に余裕があるからみたいなことで言ってたんですけど、段々ハマり出して、気づいたら、なんか試合前の練習を何かユーチューブで球団が配信するんですけど、その動画かライブ配信から追っかけ出すようになり出して。「試合やってるときは胃が痛いからご飯食べれない」とか言って。

松江　えーすごい。

武元　もうそのくらいまでなって。で、今年日本シリーズもあって、今最後の日本一決定戦で一番最後のとこまで行ったんですけど、その試合、現地行けてて見たんですけど。

松江　ええー！

武元　そんでその時に、今まで結構構内席空けて座ってたのも緩和されて、けっこう満員。ただ声は出せなく、だから球団のグッズ…ハリセンみたいのがあってその叩くやつ…。こう屏風みたいになってる。

松江　うんうんうんうん。バーン！って叩くやつ。

武元　ダーンってそう。叩くやつ。それを使って応援しましょうみたいな。ので、結局その試合は九回、負けた状態で行って、でも九回入ったとき、球場の中、をなんか覆いつくす感じで…。そしたら相手の方が、ちょっとその流れに飲み込まれたら、エラーとかしたりして。で最後、サヨナラホームランでその球場のみんな総立ちに。

久保、松江　へぇー。

武元　なって、何て言うかそう、声は出せない、けど声援の力みたいなのがすごく感じて、それは何かコロナ…なんて言うかな。結構しんどいこともあったけど、結果的にそれに出会えたのはすごくよかったなっていう、人の力みたいなのをそうそう、感じた、ですね。

2日目

#半年遅れの修学旅行

二〇二二年一一月五日（土）一〇時四二分

T・T（一五）高校一年生

「気持ちの切り替えができました。」

M・T（四九）会社員

「もう本当みんな楽しそうな顔して帰ってきて」

聞き手　野村琴未

M・T　ちょっと、うん心配はしてたんですけど。三日間終わって帰ってきたら、もう本当みんな楽しそうな顔して帰ってきて。ここでこんなことがあった、ここであんなことがあったって話して。今だと学校のホームページでも、今日はこれをしました今日はあれをしました、今宿舎に帰ってみんなで反省会中ですみたいな（笑）。昔だったらそこまでホームページも更新されないんですけど、ここ何年かは学校も発信をしてくれるので、今日も無事に一日過ごしたんだな、楽しく過ごせたんやろうなっていうのを見られて。まあとりあえず行けたことがよかったです。ホテルでサプライズの、本当に五分あるかないかの花火も上がったみたいですよ。部屋で絶叫してたんやろ（笑）。

T・T　絶叫はしてない（笑）。

野村　〔五月の修学旅行が〕流れてしまって〔二〇二〇年〕一一月ぐらいに行くって決まったときと、実際に行ってみてからの気持ちの変化はありましたか？

T・T　一一月の行く前までは、こんな時期に行くんやみたいな。塾の方では赤本演習とか始まってて、めっちゃ勉強きつきつやって、なんかこんな時期に行って大丈夫かなと思ったけど、やっぱり行った後は行ってよかったなと。気持ちの切り替えができました。

#心身に及ぼした影響

二〇二二年一一月五日（土）一〇時二五分

白木楓（仮名）（二一）大学三年生

「んで…そっから ね。そっから結構僕の人生は下り坂に向かうんですけど」

聞き手　松江彩花

白木　こっち、大阪に来たのが四月頭ぐらいだったかなと思うんですけど。（略）であるとき、緊急事態宣言がバーンと、四月六日とかですかね、四月の頭ぐらい出て。大学封鎖されますっていう、これは困ったなと思って。まだ引っ越したてで全然大阪の地理もわかってないし、ねえ。

松江　ご出身とかはどこ…？

白木　出身は茨城県です。

松江　あっ、関東ですね。

白木　関東です。なんで大阪のこと全然わかんないし、で友達もいないしと。親に電話かけて、ちょっと大学が閉まっちゃってるからどうしようかって言って。で家に帰ってきた方がいいんじゃない？って言われてもう、すぐですね。たぶん一週間もいなかった…んだと思うんですね。電気とガスをつなげて、うん。風呂二、三回は入ったんかなあ…（笑）。だからそのぐらいしか、行ってなくて。で引っ越し道具も全部そのまま、ダンボールに詰めたまま、田舎に帰りましたね、茨城県の神栖市ってとこなんですけど。

実家に戻ってきて、何もないんですよやるべきことが。

一応オンライン授業はあるけども、もうあんなのは…。なんかもうだって、始まった当初って先生たちもこんな時だから課題もそんなになかったし、すごい楽な授業ばっかりで。これは困ったなと思って何かやらないといけないなっていうのは、あったから。一番手近にあったのが、TOEICの勉強したいなって漠然と思ってたんで。五月ぐらいですかね。(略)

そう。だから、問題集、コロナ禍やしTOEICの問題集買ってきて、自分の勉強机で持って勉強して。もうそれは三、四時間集中して、みたいな。終わったら散歩行ってみたいな。それはね、頑張りたいからやってたっていうよりも、楽だったんですよね、やるべきことが自分の中にあるっていうのは。うん…それはまあ割と楽しくて。で空き時間は本ばっかり読んでましたね。(略)

で一回受けて、めちゃめちゃよかったんですよね点数。大学一番最初に入ったときに受けさせられるんですけど、そのときが六〇〇点ちょいだったのが、二五〇点ぐらい上がったのかな? 八六〇何点とかになって。

松江 ええー。

白木 (略)そこで、ちゃんとやるべきことをやったら何でも結果ってついてくるっていうのが、わかったわけなんですが。ただ、TOEICのてんす…スコアが返ってきて、そこで「あれ? この先これ何があるんだ」っていうふうにちょっと思っちゃったんですよね。阪大に合格した、先には阪大の、で送る四年間というのがある、今まさにその生活を送ってますけど。それが報酬として手に入るわけですけど。TOEIC八六五点っていう…先に何があるかっていう、その当時よくわかんなかったんですよね。さあーっとその英語への興味が冷めちゃって。で…大学もないから、ないからっていうかオンライン授業ばっかりだから。やることがなくなっちゃってだから。そっからね。それが一年生の一〇月でしょう? 二年生の、春…ぐらいまでの八ヶ月、ぐらいかな。本当に何をやってたかわかん…ない生活でした。何にもやってない…ずうっと携帯かたぶん、当時スマホ依存になってたと思うんですけど、ずうっとスマホを四六時中開いていて。見たくないんだけどずっとツイッターとかを開いて。外に出る気にもなれないし。外に出るの面倒くさくなっちゃったんですよね、外に出なくていいから。んで…そっからね。そっから結構僕の人生は下り坂に向かうんですけど(笑)、引きこもりみ

たいになっちゃってね。(略)

二〇二一年。そう。そのぐらいに、塾で勉強を教えてたら、文章読んでるんだけど、国語の授業で。文章を読んでるんだけど、全然内容がわからない…んですよね。わりかし昔から本は好きだったし、こんな感じでずうっと喋るのが好きだし。割と、喋るのがうまいって言ってもらえてた人生だったので、言葉っていうのにはすごい関心があったし自信を持ってたんです。

松江 うんうん。

白木 うん。だけど、もうそもそも本が読めなくなっちゃってるから、喋る以前の問題で。そう。書いてあることもわかんないし、自分が思ってることを、口に出すこともできないから、授業として成立してない。(略) そのときは、夏休みに入るときだったから。「やることもないから実家に帰りたい」って言って。(略) 実家に戻ってからも、ずっとその、スマホが手放せない。朝から晩までずっとスマホを見てて…。(略)おかしいなおかしいなってなって。親に、「なんか全然文章が読めなくなってて」って言って。まあ親は別にそんなに本読む人間じゃないんで、「いやそんなん、俺だってそんな長い文章読めねえよ」みたいなことを言って、そんな気にしてなかったんですよね。でも自分としては明らかにその、読解力っていうか、言葉がわからなくなっているので。そっからおばあちゃんに相談したら、おばあちゃん割と心配性なんで、脳が何かおかしくなってんじゃないかってことで、脳外科に一回連れてかれて、CTとか全部撮ったんですよ。で、異常がない、異常がないから。でもそのときにも精神的なものだと思いますっていうのを、その先生が言われたんですけど、やっぱ自分として認めたくなかったわけですよね。

松江 うんうんうん。

白木 そういう、病気とは、僕は無縁の人だと思ってたし。割と周りからも、その何ていうんですか、いつも明るい人みたいな感じで思われてたし、自分でもそう思ってたから。鬱とかっていうことはないだろうなって思ったんだけど。結局最終的に、何にも脳に異常が見つからないからね、精神的なものだと思うって言われて。精神科に行って、いろいろ喋って、多分それは適応障害だと思いますみたいなことを言われて。そっからね長かったですよね…夏休みがそんな感じで終わっちゃって、秋学期に入るわけですけど、秋学期に入って一回、一回は大阪に戻ってきたんですよ。一〇月…から授業だから、二週間三週間ぐらいはこっちにいたのかな。だけどねえ…その時点でお風呂に入るのすらも億劫になっちゃって。うーん…ベッドから起き上がれない、もう、何もする気がないんですよ。横になって、あの…夜横になるでしょ。で…寝れないんですよね。なんか自分、自己肯定感めっちゃ下がってて、俺は何か本も読めないし、喋れないし何にもできないって感じになって。夜寝て、寝れないまま。でも学校があるからとりあえず行かなきゃいけない。服を選ぶことすらできなくなったんですよ。もう寒い時期になってたからある程度着込まないといけないわけですけど。下に何を履いて上はどういう色合いで行くかとかって全然わかんなくなってて、とりあえずでも手当たり次第にいろんなものを着込んで。ダウンを二枚重ねて着ちゃったりとかね。そういうことをやって、フラフラの状態で大学に行って、授業…を受けて。（略）で「もうダメです、僕は大阪にいられません」って。「じゃあ戻ってこい」って、実家にもう…ボロボロの状態で。それが一〇月の五か…。

松江　ちょうど去年、ちょうど今ぐらい。

白木　そうそうそうそう、だった。（略）母親も父親もそういうもう、精神的なことに対しての知識もないし。割となんだろう、そんなもん根性でどうにかなるみたいな感じの。当時はね、今は全然違うんですけど。その当時はそういう人だったんでね。あのー…お前の気の持ちようでどうにでもなるみたいなこと言われてて。そう言われるから余計に気分が下がるんですよね。確かに、いやそれはそうなんだと。気の持ちようでどうにかなるはずなのに、なんで俺はずっとマイナスのことばかり考えてるんだろうと。何でこんなに世界が怖いんだろうと、めちゃめちゃなんか曇り空とか見るとすごい怖くなっちゃって。そう。で、たまに、夕焼けがすごい綺麗なとこなんですけど。全然綺麗だと思えないし。そんな感じで、ひどい生活が二、三ヶ月は続いたんかなあ…。

#マスクについて思うこと

二〇二二年一一月五日（土）一一時三三分

中川かすみ（五〇）大学院生

「マスクは嫌いです」

聞き手　江守稔仁

中川　マスクは嫌いです。だからしないです。基本的にはしないけれど、電車に乗るときは、誰かに殴られたら怖いからマスクを必ずします。で、大学の中は基本的にマスクをしないけれども、教室に入るときはマスクをしないと、いやだと思われる人がいるかなと思って遠慮してマスクをします。マスクは嫌いです。

江守　嫌いな理由とかはありますか？

中川　あります。私は、私の何だろう、ポイント、チャームポイントは真っ赤な口紅なんです。だから見る人は私のことを真っ赤な口紅してる人っていつも覚えてくれてるのに、だからマスクのせいでそのチャームポイントがなくなっちゃったんです（笑）。なので、っていう理由ですごい嫌いで、多分その、こうやってれば化粧も楽だし、顔も隠せるからいいっていう考えもあると思うんですけど、私は好きじゃないです。

あとまあ、なんだろう、そう、それでこの間も、七、八年ぶりに会った大学の先生が気づいてくれなくて、マスクしてるもんだから。そういう人間関係がやっぱりマスクでこう顔…やっぱり笑顔って大事だと思うんですけど、これが見えないから怒ってるのか笑ってるのか不快なのかがわからないので苦手です。

#第二章「コロナ禍で「出かける」こと」後日談

二〇二二年一一月五日（土）一一時五五分

石山丈尊（二二）大学四年生

「いやあもう、面白かったですよ」

聞き手　上垣皓太朗（友人）

上垣　改めて振り返って、あの聞き取りどうでしたか。

石山　いやあもう、面白かったですよ。なんか、やっぱりあれだけしっかり自分の話をまとまった時間聞いてもらう機会ってないので、話していく中で自分自身も、そんな話そうと思ってなかったような昔のことも思い出したたし…。なんか多分、あのとき話しながら、自分があのときとあの経験とこれはこう繋がってたな…みたいな新たな解釈も多分生まれながら話してたと思うし、そういう意味ですごい自分にとっても新鮮な機会で楽しかったです。

上垣　新たな解釈。

石山　はい。そうそうそう。あれがあったから今こうなってんのかな、みたいな、結びつけ…過去と最近の話を結びつけながらあのときは結構話してたかなと思って。つまりそれこそ最終的に学校行ってなかったときの話までさかのぼったのも、自分でもびっくりやったし。まあああやって何か今の話がめちゃくちゃ前の中学生の話とかと結びついていったのは、自分でも面白かったかなと、思います。

大学食堂

二〇二二年一一月五日（土）一二時二五分

孫長煕（三〇）大学院生

「とにかく食べさせていただけるっていうのがすごいありがたくて」

聞き手　石川真衣

孫　大学の食堂とかでも例えばその、あの、「かさね」というところが三年前だったら、コロナの前年、コロナの一年前からちょっとリニューアル工事やってたてて。

石川　ああそうですね。

孫　それがすごい綺麗な新しいところになって、オープンしたのがちょうど二〇二〇年だったんですよ。でもそれが久しぶりにリニューアルオープンした直後に、コロナになって。ある日、多分、三月末から四月の初めぐらいにかさねに行ったらメニューがほとんどなくて。これどうしたんだろうと思ったら、明日からキャンパスがロックダウンされるということで。はは（笑）、本当に、メニューがご飯と味噌汁と。変じゃないけど、ちょっとすごい。もともとはあの辺にいろんなメニューがあって。なんかそん中でたくさんあるから、たくさんある中で自分の好きなものを選んだりすることはできるんですけど、あんときは本当にご飯と味噌汁と、そういうものが本当にごく一部のものしかなくて。食材がちょっと届いていないとか。

石川　そうですね。

孫　（略）一年ぐらい、ポイント貯まる制度がちょっと一時的に中止されたんですよ。だから今覚えてるのが、普段夕ご飯で五〇〇円六〇〇円ぐらいのものを買って、領収書を見たら、普段だったら今回ポイント何ポイント貯まりましたというのが出てくるんですけれども、それがなくて。え！ちょっとエラーがあったのかな？　と思ったらそうじゃなくて、生協食堂のやはり収入が。あの年はどうして

もその前年度と比べてだいぶ減らざるを得ないという状況だから、そのポイント貯まる制度自体が〔停止されていた〕。（略）
石川　ああ、そうなんですね。
孫　それがちょっと残念というか、でもまあ、そのときの気持ちとしては、やはりマックとかでも何かテイクアウトのみとかそういう時期がありましたから、とにかく学食の営業をしてくれるだけでもありがたいという気持ちで、あんまりこう文句とかはなかったんですよね。ポイントとかは貯まればいいんですけど（笑）。まあ貯まらなくても。とにかく食べさせていただけるっていうのがすごいありがたくて。

#家庭内感染

二〇二二年一一月五日（土）時間不明
江守聰（五二）会社員
「出られへんもんな」
江守千晴（四八）専業主婦
「出られへんから
めっちゃ仲良かったと思う」

聞き手　草替春那

草替　感染してるときは家族みんなでずっと家で過ごされてたんですか？
千晴　ずっと一緒。こんなことあるんかなって。だって幼稚園ぐらいのときまでやから、べったり一緒にいんのって。そっからもうみんな好き勝手なことしてるから。私だけかもしれへんけどちょっと楽しかった。
草替　確かに、貴重な機会ではありましたね。
千晴　そう、みんな家おるし、なんか暇すぎるからみんな遊ぶし一緒に。
草替　何されてたんですか？
千晴　そうね、何してたかな。ゲームもしたし、あと何してたかな。一緒にテレビ見たりとか。
聰　出られへんもんな。
千晴　出られへんからめっちゃ仲良かったと思う。
草替　ちょっといい思い出になってます？
千晴　そうそうそう。多分お母さんだけちゃう？　そういうふうに思うのは。他の子らは、多分やっぱり早く出たいとか、友達とって思ってるかもしれんけど、母親としては何十年かぶりにこんなに子どもらと一緒にいれんのかって、ちょっとありがたいなとは思ったかな。

#海外旅行中の感染

二〇二二年一一月五日（土）一四時〇五分

R・U（二一）大学二年生

「ハノイで熱を出すという」

H・K（二一）大学二年生

「ハノイってどこ…？（笑）」

聞き手　松江彩花

松江　お願いします。では、かのベトナム伝説を…（笑）。

一同　わははは（笑）。

K　まじでおもろい…（笑）。

U　何かこの夏休み、九月の初めから一〇月二日、学校が始まる前日まで。ベトナム・ラオス・タイに、旅行しまして。それで、ベトナムの滞在…何日目かな。五日目か六日目ぐらいにハノイで熱を出すという。ふふふふ（笑）。

松江　えーー！

K　ハノイってどこ…？（笑）

U　首都（笑）。

K　あ、首都。なるほど（笑）。パワーあるなあ…。

松江　どうしたんですかそれから？

U　友達と行ってたんですよ。それで、やばいわ、やばいわあって言って（笑）。

K、松江　ははは（笑）。

U　ホテルを分けて。なんとか、なぜか友達だけかからなくて。

松江　検査とかなんか、いろいろどうしたんですか？

U　いや、してなくて。もうとりあえず寝てるだけで（笑）。いやあまあコロナじゃない可能性もあるけど、まあまあ症状がね、出て…。ほんで、訳わからんパンとか買ってきてもらって。

K　わはは（笑）。出たなんか、訳わからんパンですか。

松江　どんなパンなんですか！（笑）。

U　なんか甘いね、上にわた？　みたいなのがのってるパン、よくわからないけど。

K　めっちゃ食ってみたいんだけど。

#育児

二〇二二年一一月五日（土）一四時一九分

西井麻里奈（三三）教職員

「預けることが出来たときに、自分がやっと病院に行った」

聞き手　石川真衣（研究室の後輩）

西井　コロナに限らず、子どもは本当にいろんな病気は拾うので。自分も風邪をうつされたりが結構あったのが三月、二月ぐらいから、ちょっと子どもが体調崩しやすい状態なんですけど。そういうときに、病児保育も、あんまり受け入れたくない感じっていうのもあったり。そもそもが足りてないので、預けにくい状態になっていて。かかった病気としてはＲＳウイルスだったんですけど、子ども。〇歳とか一歳がかかるとちょっとしんどいんですけど。やっぱもうはっきり咳がすごい出るし、なんか電車に乗っても出るから。病児保育に連れてくのにちょっと電車に乗らないと、遠くにあるんですけど。結局自分が自転車に乗せて連れてったりっていうことはあったんです。だから、コロナにはかかってないんですよ。ただ、ものすごい咳が出る風邪を、私も子どもも持ってる状態っていうのが三ヶ月ぐらい続いてしまった。

石川　病児保育を受け入れてくれないっていうのは。

西井　受け入れてくれないって言うよりも、コロナとは関係ないかもしれないけれども、爆発的にＲＳウイルス流行った時期があって。それもあって入りにくいっていうか。そもそも病児保育少ないのもあるし、使いたいときに使えないっていうのもあって。結局自分が体調悪くても、子どもと一緒にとりあえず自宅で見るっていう状態が続いていて（笑）。単身赴任で〔夫が〕いないと、私もどこかに〔子どもを〕預けることができないと、自分も病院に行けない状態だったので。

やっと病児保育に預けることが出来たときに、自分がやっと病院に行ったみたいな感じで。あ、そっか私が行った病院の方の問題かな。病院でも、やっぱり咳が出てて、若干熱もあるっていうときに、あんまりちゃんと見てくれないっていう。外で見ますとなって、とりあえず咳どめを出すみたいになるんですけど。三か月とか結構長く続いてたんで、咳も。ちゃんと見て欲しかったんですけども、ちゃんと見てもらえないみたいな感じがあって。結局何で治ったかもよくわからないけれども、とりあえずずっと咳をしてる状態で、ダラダラ体調が悪い状態が続いちゃったっていうのがありましたね。コロナとの関係だと…なんなんでしょうかね。病院に行ったときに、肩身が狭いみたいなのがちょっとあって。

#修学旅行が中止に
二〇二二年一一月五日（土）一四時五七分
橋本江里菜（一六）高校生

「すごいテストとかも頑張ってたのに」

聞き手　草替春那

草替　修学旅行はどうなりましたか？
橋本　最初は元々企画されていたのがあって、でコロナでちょっと規模を抑えてやろうってなったんですけど、それも全部中止になりました。
草替　最初どこに行く予定だったんですか？
橋本　最初ハワイで。
草替　ハワイ！　それが、縮小されたときはどこになったんですか？
橋本　長崎とかあの九州の方になりました。
草替　それも中止になってしまった？
橋本　はい。
草替　それは感染者数がやっぱり増えてしまったからですか。
橋本　はい。元々、二月頃とかに行く予定だったんで、まあ冬になって段々増えてきてっていう感じにはなりました。
草替　それは行くどれくらい前に中止が決まったんですか？
橋本　うーん、二週間くらい。
草替　二週間！　直前ですね。やっぱショックだったりしましたか。
橋本　そう、元々そのハワイに行けるっていうので、もう嬉しいってなってたんですけど、まず規模を縮小されて、でもそこでも何かクルージングディナーなあるみたいな話だったんで、それも楽しみやなってなってでも中止になって、すごいテストとかも頑張ってたのに。

#地域でのコロナの受け止め方
二〇二二年一一月五日（土）一五時〇七分
三瀬瑞稀（一九）大学一年生
「地元、ちっちゃいので（笑）」
聞き手　上垣皓太朗、松江彩花（上垣は課外地域活動での先輩）

三瀬　なんか、コロナって結構、都会の方ではあっと流行ったじゃないですか。だから全然こっちの方〔愛媛県〕ではコロナにかかった人がいなくて。なので、規制ていうか、自粛してくださいとか言われても、最初は自分〔の住む地域〕で出てないから実感がなくて。自粛せんといけないのかなあ？　みたいな感じがちょっとあったんですけど。やっぱりなんでしょう、帰省とかされてきた人で、ちゃんと検査したけど、コロナになっちゃったみたいな人がぽつぽつ出てきてしまって。そこから野村町もちょっとずつコロナの人がそういうとことかで、結構感染対策しようっていう意識がつけられて。もう今は完全に、もうイベントとかも、やりはするんですけど、ちゃんと感染対策はするようになりました。

上垣　そのポッポッと感染者が野村の中で出始めたみたいなときは、そういう情報っていうのが回るの？

三瀬　そうですね…結構そうですね、あの…私、私長女で、あと下に妹と弟がいるんですけど。私が高校のときは二人は中学生だったので。最初は中学校のご家族？　がコロナになられてしまって、中学校に連絡が入り、それが高校に回ってきて全体にこう…ばあーっと。っていう感じですね。

松江　いつ頃ーの話ですか？

三瀬　いつ頃…？　でも初期の方ですね。

上垣　それは噂が流れてくるの？　それとも先生が、言うの？

三瀬　噂もあれば、あの学校メールみたいな。

上垣　学校メール！？

三瀬　学校で、メールがあるんですよ。

上垣　「誰々さんが感染しました」みたいなのをメールで？

三瀬　あっ、えっとですね、個人情報でないところでやってたので、

上垣　あ、「感染者が出た」って。

三瀬　そうです。お知らせ…みたいな。まあ、地元、ちっちゃいので（笑）。まあ…そうですね、お話で回ってきたりします。でも何かそういうときに、その、私の地元みんな優しい人ばっかりなので。「あの人コロナなったんやってー」で、否定的な声はあんまりなくて。心配、「大丈夫かなあ」みたいな、心配してあげる声とか、「食べ物持って行ってあげた方がいいかなあ？」とか。そういう感じの対応ができてたので。すごい、逆に、感染者が出てしまったけど、そういう地域のあったかいところには触れることができて、なんか嬉しかったです。いい人ばっかりだなあーって。

#香川旅行後に一人だけ感染

二〇二二年一一月五日（土）一五時〇九分

飯野伊音（二四）大学院生

「本当に申し訳ないというか」

聞き手　石川真衣

飯野　一番大変だったのが、ちょうどサークルで合宿をしようって言っていて、僕香川に〔旅行に〕行ったのが同じサークルのメンバーで、僕は〔合宿に〕行かない予定だったんですけど。その他の三人が次の日から合宿に行く予定だったんですけど、さすがに濃厚接触者で行けないってなって、でも何か残りのメンバーはもう微妙やなってなって、合宿を潰してしまうということをしてしまって本当に申し訳ないというか。

石川　あ、そうなんですね。

飯野　宿のキャンセルも前日だったんで、連絡したのは当日とかだったんで、六、七万とかになるってなって、どうしようと思って。結局何か宿の人がすごく優しくて、今回は〇円でいいよって言ってくださったんで、事なきを得たんですけど。だから何かコロナになって最初に本当に申し訳ないという気持ちがずっとありました。

#コロナ禍に書き上げた修士論文

二〇二二年一一月五日（土）一五時三五分

松永健聖（二五）大学院生

「資料から人が浮かび上がってこなかった」

聞き手　松江彩花（研究室の後輩）

松江　それで、結果的にも全部文献で？

松永　そうですね、修論全部文献でやりましたね。

松江　なんか、なんかどう…でした？（笑）書き終えて…みて。率直なご感想としては。

松永　書き終え…てみて、いや正直この二年何やってたんやってなりましたね。っていうのは今も感じてる（笑）。…んですけど。

松江　ああー。そうなんですね。

松永　いや、それでうまくいく人もいるだろうけど、やっぱ人の声が聞き取れないっていうのは、その…何か情報を得るっていう以上のものがあると思ってて。僕は卒論のときに聞き取りをしていた［させてもらっていた］方がいて、元学校教員の方だったんですけど。どれぐらいかな、全部で卒論書くのに一一時間か一二時間ぐらい聞き取りしたんですけど、でも、なんか半分ぐらい人生相談みたいな感じで、ははは（笑）。その方も研究とかにもかなり詳しい方だったので、いろんな話聞いたりとか。「歴史を感じながら生きる」みたいなことってどういうことなんだろう、みたいな話とかを…。聞いてたので、なんかそういうのがなかっ…。なんていうんですかね、資料とか見ても、どういう人たちなのかっていうのがやっぱ浮かばなくて。

松江　そうですね。

松永　その資料から人が浮かび上がってこなかったっていうんですかね。っていうのがすごいつらかったですね。

＃学会の対面開催　＃コロナで良かったこと

二〇二二年一一月五日（土）一五時五〇分

新井美音（二四）大学院生

「一週間見れるんですよ、推しがずっと（笑）」

聞き手　野村琴未

野村　じゃあコロナのおかげ、コロナでよかったなと思うところを教えてください。

新井　おかげって言ったらあれですけど。私元々インドアなので今ぱっと出てきて思いついたのは、私アイドルが好きなんですけど。今までは絶対しなかったのに、ライブの中継がされるようになって、しかも後から見れるようになったんですね、一週間見れるんですよ、推しがずっと（笑）。それはめちゃくちゃ良かったですね（笑）。一回買ったらずっと見れるみたいな。あ、でもそのせいで授業もオンデマンドになっちゃうから、面倒くさいから後から見ようって思ったら見忘れるとか、困りますけど（笑）。
野村　あります（笑）。
新井　ありますよね（笑）。あとは私は情報系なんで、皆さんが情報系のツールを使うようになって、ＩＴリテラシーが国全体で高まったりとか。セキュリティ系の研究所にいるのでセキュリティの需要が高まると私の将来ね、進路にも安泰なので嬉しいなというのがありますね（笑）。

＃家庭内感染
二〇二二年一一月五日（土）一五時五二分
進藤智子（四六）教職員
「全員にうつしましたね。」
進藤ユウト（一〇）小学四年生
「大成功！」

聞き手　草替春那
智子　家族で一番最初にかかったのは…？
ユウト　ユウトです。
草替　その後、他の家族も感染されたりしたの？
智子　家族はみんなかかりましたか。
ユウト　はい。
智子　全員にうつしましたね。
草替　そうなんですね。
ユウト　大成功！
智子　受験前のお兄ちゃんにもうつしましたね。
ユウト　イエーイ！
草替　なるほどなるほど。
智子　大変だったね。
ユウト　うん。

＃スポーツ観戦
二〇二二年一一月五日（土）一六時一六分
伊東哲夫（四六）会社員

「コロナ前はファンサービスが結構あって」

伊東絵実（四二）専業主婦

「現場で見た方が、迫力もあるし」

聞き手　松江彩花

絵実　ラグビーも好きだったんですけど、結構ユーチューブとかで配信してくれることが増えたので、結構見るようになった…かなあと思います。

松江　ラグビーは、やっぱりその場所にいたいっていう気持ちはありますかね。

哲夫　はい。そうですね、コロナの前だと、ほぼ毎週日曜日、土曜日か日曜日は行ってたので。

絵実　冬なんてね、シーズン冬だけなんですけど、行ってて。ラグビーってやっぱり現場で見た方が、迫力もあるし、あと、選手がどこにいるとかっていうのを大きく見れるから、すごい楽しくて。テレビはテレビでもっと近いところも見れるからいいんですけど、いいところもあるんですけど。

哲夫　あとあれですね、コロナ前はファンサービスが結構あって、ラグビー選手とかのふれあいとかあったんですけど。今はもうコロナになってから、もうそういうの一切なくなって、ちょっと寂しい思いしてるなっていうのもありますすね。

入りそびれたサークル

二〇二二年一一月五日（土）一六時一六分

豊泉有理（二一）大学三年生

「うう、こっからハードル、高…って」

聞き手　松江彩花

豊泉　はい、悔しかったことはもうズバリ！　一回生の頃にサークルに入れず、そのままズルズルと三回生まで来てしまったっていうところに尽きます。あの、コロナのときって本当にオンラインで、全くキャンパスに行くってなくて。しかも僕はもうオンラインだってときになってから、もう実家帰っちゃったんですよ。

それでもう丸々一年間キャンパス行ってなくって…。だからもう本当に、サーオリ〔サークルオリエンテーション〕

もそもないし、それも行ってなくて。それきっかけで全然何も入らず、それからオンライン授業を受けて寝るみたいな、課題やって寝るみたいな、生活を一年間して。で、二年でこっち来て入っていったら、今の一回生ならまだ入れるけど、うう、こっからハードル、高…って、はははは（笑）。

松江　ううー！　うんうんうんうん！

豊泉　それで、活動できないっていうのが一番悔しい感じですね。ちなみに一番悔しく感じるのは、学祭のときですね！　学祭期間中が一番悔しいですよね！

松江　あははは（笑）、悔しく思いましたか。いやあーねえ、そうですよね。実家に居られる間とか、授業、オンライン授業以外に何か思い出とか、過ごし方とかありますか？

豊泉　えーなかった。本当に授業やって寝るみたいな。ことばっかで…。すごいつまらなかったなあ。授業受けて、朝授業受けて、課題やって、はあ寝るー…また授業ーみたいな…はははは（笑）。何もしてなかったわ…。どうしてたんだろうねあの頃って、みんな。不思議だよね。

＃飲食店勤務

二〇二二年一一月五日（土）一七時二四分

西村莉香（二六）会社員

「すごいピリピリしてる感じがありました。」

聞き手　上垣皓太朗

西村　そうですね。私はその広報系とか採用の担当してたんで。現場の、その店長とかしてる人たちだと、その…やっぱり対策、コロナ対策とかで、従業員さんもなんか雑談しちゃうとクレームも入ったりするんです。

上垣　ええーっ。

西村　そういうのも対応は大変でしたね。

上垣　「雑談しちゃうと」っていうのは、そこで、接触があったり飛沫が飛んだりするからってことですか。

西村　普通に従業員同士がやり取りしてるだけなのに、なんか「私語をするな」じゃないですけど、お客さんがすごいピリピリしてる感じがありました。

3日目

#給付金の使い道
二〇二二年一一月六日（日）一一時五四分
手塚修司（二〇）大学一年生

「天王寺か梅田の楽器屋さんで爆買いしようと思います。」

聞き手　野村琴未

手塚　七月末にコロナになって、それで偶然友達とちらっと話したときに、それ〔給付金〕を聞いて。一〇万円もらえるぞとなって、おおやった！ってなって、それで手続きを最近したんですけど。三週間毎日銀行口座チェックして、やっと入ってきて（笑）。めっちゃ嬉しいなと思って。もう学祭終わったら、天王寺か梅田の楽器屋さんで爆買いしようと思います。
野村　ははは（笑）。具体的にどんなものを買おうと思ってるんですか。
手塚　まずマイク一本。マイク一本とギターのエフェクター一個と、ギター一本とシールド二本ぐらいと。まあヘッドフォンですかね。
野村　それでトータル一〇万で。
手塚　そうっすね。もうオーバーしそうですね。
野村　確かに（笑）。それを使ってちなみに。
手塚　それを使って、ユーチューブチャンネルを始めようと思います。

#二〇二〇年入学　#キャンパスの変化
二〇二二年一一月六日（日）一二時三六分
大澤心（二一）大学三年生

「あの時間なんやったんやろう、みたいに思う」

聞き手　野村琴未（大学の同級生）

大澤　学年が上がるにつれてどんどんキャンパスに人が増えていったのが、逆にびっくりするというか。何かこれが本来の大学の姿なんだって思ってても、いざ人がいっぱいいるところ目にすると、え、なんか怖いみたいな（笑）。

逆に人が多いキャンパスの方が不自然に見えてしまうのは結構大きいかも。
野村　へー。
大澤　だからそれこそ学祭で言ったら、一年生の学祭はもう中止になって。
野村　そやな。
大澤　二年生の学祭はやったけど、人数をすごく絞ってやってたから。だからやれたけど、まだなんか人いるけど、そんなでもないなぐらいで終わって。でも、今年〔二〇二二年〕はすごい人がいっぱいいて。
野村　そうやんな。
大澤　グラウンドとかも、さっき行ったけどめちゃめちゃ混雑してたりとか。だんだんやっぱり、お祭りごととかが戻っていくのは嬉しくはあるんだけど。なんかそう思えば思うほど、二年前とかまであんなに静まり返ってたのに、あの時間なんなんやったんやろう、みたいに思うことはあったかな。
野村　あー。
大澤　やっぱり大学生活のスタートのタイミングで、キャンパスに行ってそこで会った人と何か交流して、何か繋がりを作ってこう、みたいな時期にちょうどそれが断たれたっていうのが、やっぱり結構いま尾を引いている感じはするから。僕の場合は、教職の授業で知り合った人とか、その部活に入って会った人と、なんとか関わりは作れたけど。そうじゃなくて、今でもやっぱり三年生になっても、なんか大学の人とどう話していいかわからんみたいな人も何人かいるし。うん。それを考えると、やっぱりあの時期が奪ったものは大きかったなっていうのが思うかな。

#ライフル射撃部　#引き継ぎ
二〇二二年一一月六日（日）一三時三四分
仲野希（二五）会社員

「気付いたらフェードアウトみたいな。それがすごい残念」

聞き手　草替春那

草替　練習自体はできてたんですか？　四月頃も。
仲野　〔二〇二〇年〕四月頃とかは、もう部活駄目ってなってたと思います。一応なんでしょう、室内競技なのもあって、室内だし人が集まるのはよくないよね、みたいな。一言も喋るような、試合中喋るような競技ではないはずなんですけど。

草替　そうですよね。

仲野　それであとあれですね、悔しかったというか。私がその〔大会の〕開閉会式とか担当してるって言ったと思うんですけど、開会式閉会式はもう何回もやらないような大会が続いちゃって。後輩とかがいざやろうってなったときに、もう手順がわからないみたいなことになりそうな感じだったので、ちょっと頑張ってマニュアルを書き起こしたりしたんですけど。私ももう二、三回大会飛んだ後だったんでどんなんだったかなと思ったのはありますね。

草替　そうですよね。引退するのもなんか実感なく引退してしまったみたいな…。

仲野　そうですね。いつもなんかちょっと最後に飲み会とかやったりしてなってたのも全部なくって、気付いたらフェードアウトみたいな。それがすごい残念でした。

#茶道部　#新歓

二〇二二年一一月六日（日）一三時三五分

鶴身香穂（二二）大学四年生

「悔しいってよりは残念だなって」

聞き手　松江彩花（高校の同級生）

松江　コロナ禍の部活動サークルで悔しかったことは何ですか？

鶴身　そうですね、これ、あの茶道部で大学二年のときやから。二〇二〇年か、全然活動ができなくて。そんな中ズームで部員を集めたけれども、結局なかなかみんなその子らが定着できなかった、全然部活してないから、それは当たり前なんやけど。でもそれでそう、あんまり定着せえへんかったことがちょっと、残念やなあって。悔しいってよりは残念だなっていう。

松江　その新歓みたいなのは何月ぐらいに？

鶴身　それは、何か最初は、試行錯誤でツイッターとインスタで六月くらいにやって、そっからズーム会議を月一くらいで。開いてました。

松江　それは新しく入ってくれた人と一緒に？

鶴身　そうそう、とかあと、茶道部に興味がある子とか。

松江　そこでも毎回新歓みたいな感じ、なるほど。その内容みたいな、ズームで何やってたん？
鶴身　ズームで、茶道のその説明であったりだとか、あとは、一年生、その当時の一年生ってほんまに先輩との繋がりがないから、履修登録の相談とか。
松江　あ、私ですね（笑）。

#高校生活を振り返って

二〇二二年一一月六日（日）一三時五一分
M・M（一九）大学一年生
「逆に、良かったと言っていいのだろうか。」
聞き手　石川真衣

石川　高校生活、コロナ禍でいろいろ過ごされて、どんな感じでしたか。
M　はい、僕はコロナ禍が始まったのが、ちょうど一年から二年にまたぐときですね。高校一年から高校二年にまたぐときに、新型コロナの流行が開始したと。で、僕的には、一月二月ってやって三月ぐらいから、どうなるんやろみたいな感じで、最初の方にあの初期で何か大型船が集団感染で、これどうなるんやって思って。ちょっとそろそろこれやばいんじゃないかって思った頃に、休校っていう話が飛んできて。まだ二年だったんで。いろんなことどうなるんやろうなっていうのは、三年生の方なんで。修学旅行とかいろいろ、三年生は心配することがあって、どうなるんやろなって思って。僕の場合は一年から二年の場合だったので。
　しかもそのときにちょっと手術を経験しまして。それの入院期間中に面会がもう禁止になってしまって、三月一五日でしたかね、一五日に入院して、その翌日にもう面会が駄目になった。コロナの影響とは言ってました。そんな感じでもうどんどん厳しくなっていくのを見て、口ぐらいの手術だったんですけれども、休校になったって聞いて。僕的には口が結構跡が残って、傷跡が。それでマスクができるっていうことが、逆に、良かったと言っていいのだろうか。そのよく悪くも、ちょっとマスク生活が始まったということで、よかったと思いましたけど。

#会社員になって

二〇二二年一一月六日（日）一四時一〇分
近藤舞（二四）会社員

「コロナでやりにくい部分もあるし…。」

森田晴菜（二六）会社員

「私は会社員になって困ったことはないですね（笑）。」

聞き手　松江彩花

松江　大学は〔二〇二〇年に〕四回生だったので、もう知り合いとかある程度できてたと思うんですけど、入社されたときに苦労なされたこととか。

近藤　でも私就職して仙台に行ったんですよ、配属で。で、東北の学校に教材の営業をする仕事してたんですけど、昔だったらその自由に職員室に入って、空いてる先生に声をかけてっていう感じで営業するんですけど。コロナだからもう職員室も入れないで、いちいち先生電話で呼び出さなきゃいけないから、その都度事務の人にもお手数かけてしまってみたいな。そういうのは結構コロナでやりにくい部分もあるし…。あとは、地元は愛媛なんですけど、コロナでその地元に帰りにくくなっちゃったから。結構就職してからは会社の人以外の知り合いはほとんど作れなかった。ここは結構コロナの弊害かなって思います。

森田　私は会社員になって困ったことはないですね（笑）。テレワークで始まったんですけど、もうそれが楽ちんで。コロナじゃなかったらなんか三ヶ月間東京に行って、今大阪の会社なんですけど、東京に行って何か合宿みたいな形で研修っていう予定だったみたいなんですけど。それがなくなって、家でテレワークで研修を受けれて、もう絶対にこっちの方がいいと思いましたね（笑）。

#Zoom授業の気まずい瞬間　#コロナのおかげで

二〇二二年一一月六日（日）一四時一五分
R・W（二一）大学二年生

「やっぱ顔見えないし、わからないし、知らない人だし、みたいな三コンボで。」

A・U（二〇）大学二年生

「そこはもう人の思想があるよねっていう。」

聞き手　久保はるな

W　あと、ズーム授業、ズームの嫌いなところはあれ、ブレイクアウトルームです。
久保　あーわかります。
W　ブレイクアウトルームで例えばこう般教［一般教養］とかの授業で四人グループとかで放り込まれるじゃないですか。放り込まれて誰も喋り出さない。これが一番きついです。
U　なんかとっとと済ませたいから、自分から喋り出したいけど、でも自分から喋り出したらこいつすっげえ仕切り屋だと思われそうっていうか。
W　そうそうそうそうそうそう。で、もう喋り出さないぞっていう鋼の意志を決めてたら、誰も喋り出さないまま五分ぐらい過ぎて戻っていくみたいな。（略）何で喋らないんだろうって思うんすけどでも。喋るハードルは高いってのはありますよね。
やっぱ顔見えないし、わからないし、知らない人だし、みたいな三コンボで。対面とかだとやっぱまあどうしても喋らざるを得ないみたいなところがあるじゃないですか。
U　ブレイクアウトルームって先生方から様子見えませんもんね。
W　たまに回ってくる人はいる。回ってくるときはちょっと取り繕う。
全員　（笑）。
W　いかにも議論してますよ。（略）
私は基本的にコロナに対しても、コロナは人類の友人だと思う。そんなことはない、そんなことはないけど。
久保　何かさっきも言ってはりましたよね、断る口実になるみたいな。
W　そうそう、それは本当にありますね。何か、例えば遊びに誘われたり、ごはん誘われたりしたときにちょっと面倒くさかったりとか、自分でやっぱやりたいことあったりするときもあるじゃないですか。そういうときにコロナ気になるからって言って断れるのはでかいですね。
久保　めっちゃ分かります。飲み会の雰囲気めっちゃ苦手なんですよ。
W　わかります（笑）。飲み会のね。
U　特に断りやすいですね。酔って気も大きくなるから。
W　濃ゆいコミュニケーションが苦手ってのはあるんで。
久保　コロナって言ったらもうなんかもう触れられないで

すよね。
W　そうだねで終わるから。
U　そこはもう人の思想があるよねっていう。

小学校

二〇二二年一一月六日（日）一四時二三分
清水恒星（四九）教職員
清水りんか（一二）小学六年生

「その学年の先生が頑張ってくれててね。」「友達と行けなかったから嫌やった。」

聞き手　石川真衣

恒星　あのー、五年生のときの林間学校がだいぶ中止になって、いや延期になった。延期になって、延期になったけど、結局連れてってもらえたよな。
りんか　うん。
恒星　その学年の先生が頑張ってくれててね。
りんか　そんなことより…そんなことよりあの、五年生のときに最初コロナ？　緊急事態宣言で、学校に行けなくて、ちょっとコロナ〔感染者〕数が減ってきたときに、学校の人数を三回に分けて行ったときに友達と行けなかったから嫌やった。
恒星　分散登校さしててんな。
石川　それって分散とか、日にち…？
恒星　時間やったね。
りんか　時間で、番号順で分けてた。
恒星　時間の中でクラスでも、出席番号の何番から何番が来てくださいみたいな感じやったんか。なので友達と別れてしまって、嫌やってんな。
りんか　うん。

大学受験三日前にコロナ感染

二〇二二年一一月六日（日）一四時三五分
小林厳太郎（一九）大学一年生
小田清綺（一九）大学一年生

「何か、もうおもしろい人生だと思いながら。」「この人は数週間後に京大の二次を

受けるんだよな？」

城山佳穂（一八）大学一年生

「「コロナにかかって」って。はあっ⁉っていう。」

聞き手　松江彩花

小林　入試の三日前ぐらいに、そろそろ体調とかしっかり整えないといけないなあって思ってた矢先に、なんかあれ熱っぽいぞってなって。
小田、松江　ああ…。
小林　測ってみたら三九度四分あって。
小田　ああー…しっかりー熱。
小林　しっかり熱あるなって。これビンゴじゃない？とか思って、その日のうちに検査しまして、夜には結果出まして、案の定陽性ということで。ああ、ついになったかと。別にもう、その頃もう結構感染者数としては、もういっぱい出てましたので、別に自分自身がなること自体はそれほど不思議なことではなかったんですけど、いや何もこの時期にならなくてもいいだろうということで。(略)で、追試験がですね、ちょうど一ヶ月後だったんですよ。「あれ、割と時間がある」と思って（笑）。
松江　三月の末？
小林　三月の二二と二三日二日間でやりました、はい。それでですね、コロナのその自宅待機期間というのが三月一日までだったんで、高校の卒業式にも出れないっていうちょっと残念なことになりまして。
松江　わあーー。
小林　それ自体は全然よくて、卒業してからもこうやって仲良くさしてもらってるんで構わないんですけど。（略）受験当日はというとですね、あの人数が少ないんですね、追試験を受けたのが全学部合わせて一八人。
城山、松江　ええー。
小田　少ない。
小林　うん、理系の部屋が二〇〇人ぐらい入る大きな講義室の中で一一人で受けたので、わりかしその周りの何ていうかですね、空間的な余裕もあって、うん。ちょっと前の列と三列開いて、めちゃくちゃスカスカで自由にのびのびとさせてもらいましたし、（略）そういうね、なんやかんやで受けることになったんですけど。追試験、なんか思った以上に簡単でして、ちょっと拍子抜けしまして。
小田　そうやったんか。
松江　へえー。
小林　三月二二、二三の二日間ですね、受けまして。それまでに周りの人たちがみんなもう受かって大学の方行っちゃったりとか、あかんくても予備校の方行ったりとか、とかで、その通ってたんですけど、塾の自習室に誰もいないということで、
松江　うわあー（笑）。
小林　誰もいない自習室で一人勉強するという、なかなかもう嫌だなと思いながら、受験が終わった子たちはみんな遊びまくってる、という中で、一人一ヶ月間勉強するのはなかなか大変でした。合格発表の方がですね、三月二七日。
松江　おお即、即（笑）。
小林　もう直前じゃないかということで。
松江　確かに確かに（笑）。
小林　三月三一日までなんで、新学期四日前まで新学期からどこ行くかわかってないって状況、そうないと思うんです。
松江　確かに（笑）。
小林　何か、もうおもしろい人生だと思いながら。（略）はい。でー結果といたしましては一八人中五人受かってまして、その中の一人に名前が入った、受験番号があってよかったって言って。
松江　おめでとうございます。
小林　（略）はい、なんやかんや受かっちゃったからこういう話できるんですけど、そうじゃなかったらこんな話できなかったと思います（笑）。
松江　ね確かに。いやめっちゃ貴重なお話ですね、ありがとうございます。なんかその一連の連絡とか受けて、何かどーんな感想を抱いたとか？
小林　あそれ聞きたい。
小田　なんか「おすすめのアニメない？」とか言って来なかった？
小林　言った気がする！（略）
小田　「コロナ療養中暇やからおすすめのアニメない？」って言われて、この人は数週間後に京大の二次を受けるんだよな？（略）どういうことだろう、みたいな。なんか全てを諦めたのか？　いやでも追試受けるって言ってたしなーみたいな。あっ、あっ、おすすめ、これ

だよ？　みたいな、一応送りはしたような気がするけど。そんな感じ…

小林　しっかりおすすめされたアニメは見ときました。（略）本当に同じ部屋の中で一〇日間ずっと一歩も出れずにいますと、もう何か勉強する気も、何をする気も起こらなくなるんですよ。だからもう、ただただ時間が経つのをひたすら待つということで、アニメを適当に流し見ながらただただ時間が過ぎるのを待つというようなそういう状態でした。

城山　なるほど。（略）私はー、元々事前に決まってたんで。みんな頑張れって思って、試験開始でみんな九時、九時から開始だったんで、みんな頑張れって思った瞬間にＬＩＮＥが来て（笑）。「コロナにかかって」って。はあっ⁉っていう。（略）

松江　あ、じゃあちょっと早めに連絡したんですね。

小林　そうなんです。

城山　正直…もともと私が受かったことは知ってたんで彼も。なんで、めちゃめちゃびっくりしましたね。めちゃめちゃ頑張ってたのは知ってたんで。し、追試の方が難しいっていうのは知ってたんで悔しいやろうなあっていう。って思ったら、意外とあっけらかんとしているっていう（笑）。

小林　そうなんか、あの周りのみんな、えらいなんかわちゃわちゃ騒いでくれてるんですけど、自分としましては、ああついに来たか、なるようになるかみたいな感じのそんな心構えでいました。（略）こういう予想できないことが突然やってくるから人生っておもしろいのかなとか思ったり、そんなこと考えながら一〇日間ずっと過ごしてました。

#浪人生活　#ワクチン

二〇二二年一一月六日（日）一四時五五分

栗原佑太郎（二〇）大学一年生

「僕は結構ポジティブに捉えていて」

聞き手　久保はるな

栗原　ワクチンが結構共通の話題になったっていう話なんですけど。やっぱ浪人生って一日一日が惜しいじゃないですか。でどうやら話を聞いてると、ワクチンを打つと一日二日、人によってはダウンするらしいと。そうするとワクチンを打つ日ってめちゃめちゃ重要になってくるじゃないですか。重要な模試のまあ、一週間前とか打てないし、それでなんかいろんなワクチン打ったたって言ってる友達、またそういう浪人期の、人間関係を友達と呼ぶかっていうのは微妙なラインなんですけど、それなりに仲いい人にワクチン打ったたっていう人がいると副反応どうだったたっていう話とかが結構入ってきます。これ僕、浪人はあれですね、二〇二一年の四月から二〇二二年三月まで浪人してたんですけど。えっとだから、五月六月ぐらいからかな。けっこうそういうワクチンを打ってどうだったのかみたいなのが共通の話題になりましたね。

久保　なるほど。もうもろコロナと浪人期が重なってるって感じでしたね。

栗原　そうですね。

久保　どうでしたか？　やっぱコロナなかったほうが良かったとか。

栗原　僕は結構ポジティブに捉えていて。現役で大学行った友達も別に全然楽しめてなさそうなので、まあ楽しんでる話とかもたまに聞いたりするんですけど。浪人してる身からすると、どうせ大学行ったところで、大して楽しいことできないんだから、自分の浪人を正当化するのに役立つというか。だから僕はあの中で浪人っていうのはかなりプラスに働いたなと思いますね。自分のメンタルの安定のために。はい。そういう発想をしてました。

#ヨガインストラクター　#オンラインレッスン

二〇二二年一一月六日（日）一五時〇〇分

深田比加里（五一）自営業

「今も交流ができてるというのがすごく不思議です。」

聞き手　松江彩花

松江　それでは、ズームのお仕事ということで、何か変化とか、変わったことを教えてください。

深田　はい。今まで全て対面だったのが、ズームを使うようになって、初めは戸惑ったんですが、今はすごく良いきっかけになりました。働き方が変わったので、その移動の時間がいらないというのと、あと…いろんな方と、その遠い方と出会えるようになったということと。あと、私の

が。元々日本にいらして、いらしたときに私のヨガに入ってくださっていた方がいらっしゃったんですね。年に何度か来られる方で、海外と日本を行き来されてた方が、そのズームでやっているということを知ってくださって。その方が、この日本に戻ってこれなくても、海外からオンラインを使って私のヨガを受けてくださっているということが、とても…。今までは一年の中の数か月だけ受けに来てくれてた方が、一年中。で、その方がいろんな方に声をかけてくださって、今も交流ができてるというのがすごく不思議です。

で、一度仕事がゼロになりましたのでびっくりしたんですが、今は徐々に対面の仕事も増え、オンラインの仕事もその上にかぶさってる感じなので。コロナ禍前に比べると一・五倍の仕事を受けさせていただいてます。ただ、ちょっと止まってた時間が長いので（笑）、全然一・五倍で取り返しはできないですけど。自分の時間とか、どう言ったいいんでしょう、いろんな面でね、プラスになったことも、あり、ます。はい。

#オンライン面接

二〇二二年一一月六日（日）一五時三六分
久野まりん（二二）大学四年生

「雰囲気でなんとなく察するものっていうか（笑）。」

聞き手　野村琴未

野村　雰囲気はもともと就活の中でかなり重視されてたんですか。

久野　そうですね。もともとやっぱり何でしょう。雰囲気でなんとなく察するものっていうか（笑）。社員さんの顔色とか、やっぱり暗いとちょっと大丈夫なんかなとか。はきはき明るくされてると、やりがい感じてお仕事されてるんだなっていうのを捉えることは、絶対に対面のときはできると思うので。やはりその面接、オンライン面接で画面越しってなると、やっぱりちょっと表情も捉えにくい部分もあるので、そういう部分ではちょっとオンライン面接はデメリットがあるんじゃないかなと考えてます。

#今思うこと

二〇二二年一一月六日（日）一五時四七分

Y・I（二二）大学三年生

聞き手　野村琴未

「考えが変わったっていう感じ。」

野村　コロナを今、経て思うことを教えてください。

I　心情、何ていうんやろう。考えが変わったっていう感じ。一九ぐらいから今二一歳ぐらいまでずっとコロナ期間だったんですけど。最初は、特に若者がコロナに気をつけないと、お年寄りが死んでしまうとか、病気の人や体の弱い人が死んでしまうとか、そういうふうに言われて。そういうのを一〇代の頃、一九から二〇のときはそういうのをちゃんと聞かないと、社会のために良くないとか、そういう自分が人殺しになるとか。そこまで思ってないんですけど、そういうふうに考えて、ちゃんと真面目に対策をやらなあかんなって思ってたんですけど。

二〇歳超えてからの、自分が大人になったと思ってから振り返ってみたら、高校生とか若い子たちに、あなたたちが我慢しないとおじいちゃんとかおばあちゃんが死ぬよっていうのは脅しみたいな言葉だなって。自分だったらそういうお願いはしないかな。脅しみたいなことを頼むのはひどいなと思って。今はちょっと。そんな大人になりたくないっていうことを最近思って。私が今も大人やけど、もうちょっと社会的に責任ある立場になったら、第一に若い人のことを考えようかなと。なんやろう、ちょっと明るく生きれるような世界を作れるような大人になりたいって思いました。なんていうのかな。喋るのが下手で（笑）。

#家庭内感染

二〇二二年一一月六日（日）一六時一八分

安岡健一（四二）教職員

「コロナって本当ややこしい病気だなと思った。」

安岡灯（一二）

「部屋にこもって食べるみたいな」

安岡朋（八）

「治って外に出るとき何しようか

何も考えてなかった。」

安岡連（五）

「連くんがそのときコロナだった」

聞き手　石川真衣、上垣皓太朗、草替春那、久保はるな
野村琴未、松江彩花、モウラ・フェルナンダ

上垣　灯ちゃん、あの、〔自宅隔離中〕買い物とか行ってたってさっき言ってくれたと思うんだけど、一人でその一家の分の買い物って大変じゃなかった。

灯　いや、なんか自分の分のお昼ご飯も買ってきて、部屋にこもって食べるみたいな。

久保　あー。

上垣　そういう感じだったの、へえー。かかってるとか、感染してる人のぶんはどうしてたんですか。

健一　なんとか自力でやってた。

上垣　自力で。へえー、それは何か蓄えてあったとか。

健一　うん。

上垣　へえー、そうなんですね。

健一　それで、結構。ちょっと足りない分だけ買い出ししてもらってっていう感じで乗り切ったかな。

松江　トータルで何日間ぐらい、その隔離してたと言うか。

健一　ええー。朋くんから始まったら、二週、三週間分ぐらいかな。

上垣　へえー。

健一　うん、丸二週間以上だったね。

朋　三日で治ったら、ずっと家に籠ってんの、めっちゃ大変なんだ。外に行きたくても行けないんだよ。

上垣　うん。そうだよね。

松江　みんな濃厚感染、濃厚接触者だから誰も出れない。

健一　出れない。濃厚接触者の規制もね、だんだん緩和されていったけど。

（**連**　ぱぱこー、ぱぱこ、ぱぱこ。）

上垣　あはは。

朋　（略）ママにコロナもう治ったから行かせてくれって言ったけど、何度も頼んだけどだめって。

上垣　あーそうなんだ。

連　だって連くんがそのときコロナだった。

朋　次の日連くんがかかった。

上垣　え、あの、どこ行きたかったの、そのときは。

朋　えーっとどこだっけな、ビオトープの、なんか。
健一　うん。
連　連くんがコロナのときずっと。
健一　ビオトープのな、生き物の様子を見に行きたかったんやな。
上垣　あー。家の近くにあるの。
連　連くんが、コロナのときさー、朋くんがずっとここに行きたいって言ってた。
健一　豊中市の市民活動で、自然の生態系を再生しているようなところがあって、それを見に行きたかったんですよ。
上垣　えっとじゃあ、隔離の期間が明けたらそこに行ったの。
朋　うん…。
上垣　あ、行ってない。
朋　一年に一回しかないんだもん。
上垣　あーそれがちょうどその期間に入っちゃったんですね。
健一　そうそう。
上垣　へえー。
朋　七月三一日にやってるか、ちょうどコロナが一番流行ったとき。
全員　ああー。
上垣　そうなんだ。それはどんな気持ちだった。
朋　悲しかった。
全員　(笑)。
上垣　そうだよね。そっかあ。もう一回外出ていいよってなったときに、最初に何したか覚えてる。
朋　ちゃんと走り回った。
全員　(笑)。
上垣　そうなんだ。
朋　頭がコロナが治って外に出られることだけ考えてた。だからさ、治って外に出るとき何しようか何も考えてなかった。
上垣・野村　あはは。
野村　そっかそっか。
上垣　そっかそっか、そうだよね。
朋　次は連くんです。
モウラ　先生はその間お仕事されてたと思うんですけど、あの、どんな感じだったんですか。休みの間に、連くんと朋くんが部屋に入ったりというのは覚えてるんですけど、どうだったんですか。

健一　そんな感じだったね。本当にだからもう体は動くんですよ。頭はある程度すっきりしなかったね、ちょっとしんどかったね。でもなんかできちゃう。遠隔でできちゃうっていうのもあってそれで結構やってましたけどね。頭のモヤモヤが取れたのは治ってからだいぶしてからです。

久保　へえー。

健一　しばらくぼーっとしてた。

朋　八・八分のときでも連くんは暴れまわってたけどね。

健一　熱はなかったんだけどね。

全員　(笑)。

上垣　暴れまわってたんだ。

健一　なんかコロナって本当ややこしい病気だなと思った。

おわりに

——編集の過程を振り返る

ここまで、二〇二〇年から二〇二二年までのあいだに、聞き取ってきた声を編みなおしてきた。本書の締めくくりとなるこの部分では、プロジェクトメンバーによる座談会形式で、本書の作られ方を示したい。

編集をすすめる過程で、プロジェクトメンバーは膨大なやりとりとミーティングを重ねている。なぜ、各章はこのような編成になったのか、その過程でどのようなことを考えたのか、そもそもなぜこのようなプロジェクトに取り組んでいるのか、それぞれの経験をふりかえってもらった。先行する優れたプロジェクトから受けた影響についても述べてもらっている。

当初は簡素な編集後記として構想されていたこのパートであるが、河野歩実氏をはじめとするメンバーの企画でより充実したものになり、本書にとって欠くことのできない大切な部分となった。

人の話を聞くことが、自己認識を変えていった経緯を複数のメンバーが語っている。そして、コロナ禍という「経験」――その内側に多くの差異を含む――を語ることが、私たちの「共通言語」となっていることに気づき、聞き取りを通じて初めてコロナが人とつながる手段になったという言葉は、この世代の語りであると同時に訴えとして、オーラルヒストリーに取り組んできた監修者にとっても、この方法の意味を再考する機会となった。
多くの改善すべき点を持つ本書に違いないが、問いかけがはじまり、まだ記録されていない声が語られるきっかけになるなら、十分にその役割を果たしていると言えるだろう。多くの聞き手、語り手の方々とつながってゆきたい。（安岡健一）

第一章について

宮本　二〇二〇年度演習の語りの中から第一章に載せる語りを選定していったわけですが、その選定課程についで教えてください。

野村　まず、どの語りを載せたいかについて投票を行ったんです。少し留学生の話が多くなって、もう一度見直していこうかという話が出てきて。昼休みに集まれる人で集まって、語りを四、五個ずつ読み進めて感想をあげていくという作業に取り掛かりました。

松江　もともとは、コロナ禍の生活で五本、日本への留学で三本、日本からの留学で四本という形になってたよね。

野村　でも、聞き取りとしての面白さとか、読みごたえとかも考えたいよねってことで、読み直してみたら良い感じに収まったっていう感じ。

河野　その基準としては何がありましたか？

松江　そうですね、三章分のキャラクターを考える中で基準も固まっていきました。怒り・不満などのマイナスな感情が他章に比べて多く含まれるという点と、オーラルヒストリーとして面白いと感じる語りが多いという点が、第一章の特徴としてあるんじゃないかって。

宮本　具体的なエピソードなどはありますか？

草替　立花さんの話を例にしますね。まず、聞き取りの形式として良かったんですよね、しっかりと質問があって、それに答えてっていう。あとは、純粋に大学生の気持ちが表れていたというのもあります。

野村　大小さまざまな経験を載せたいという気持ちがあったので、留学とか身近な人の死などといった大きな経験だけではなく、身近にありふれた日常の経験も載せたかったんですよね。コロナの日常。

松江　それがこの本のアイデンティティやったよね、そういういろんな語り。

松江　語りを選定し終えた後、さらに編集を進めるために選定会が結成されたわけですが、メンバーはなぜ入ることを決めたのですか？

河野　そもそもメンバーとしては誰がいたんですか？

上垣　僕、はるちゃん（草替）、はるなちゃん（久保）、あゆみん（河野）の四人でしたね。はるなちゃん（久保）とかは何で入ってくれたの？

久保　第一章の選定会に入ったら、その要旨を書くことによって自分の書いた文章が本に載るっていうことへの憧れがあるっていうのが大きくて。第一章選定会のメンバーで集まった時に、なんか自分たちが書いた言葉が本に載るなんてやばくない？みたいな。

野村　それは初めて知ったな、かわいいな（笑）。

松江　編集の主な作業としては、語りの中から印象的な箇所を抜き出していくという作業と、要旨をつけるという作業がありましたよね。まず抜き出しの作業について覚えていることはありますか？

久保　選定会メンバーそれぞれの抜き出す箇所や文字数が異なっていて、抜き出しの作業には時間がかかりました。何度もズーム会議を開いてすり合わせた記憶があります。

野村　最終的には納得できた？

久保　そうですね、全員納得できるまで話し合ったっていう感じだと思います。

宮本　次に、要旨についてはどうやって書いたんですか？

草替　とりあえずどんな感じになるか知りたいということで、メンバーそれぞれが要旨を書きたい語りを選んで書いてみた感じです。

松江　自分の当事者性に近いとかで選んだ？

草替　そうやね、そうしたら被らなかった気がする。書いたあとには何度も読み合わせを行いました。

宮本　その過程で、実際に聞き手や語り手の方に会ってみようということになったわけですけど、その経緯について教えてください。

草替　すごい主観的に抜き出したり要旨書いたりしちゃうってのがあったから、やっぱ語り手の思いを知りたいね、どこを強調したらいいのかわからんねということで、会ってみようということになりました。

第二章について

河野　二〇二一年度演習の語りが第二章になりました。こちらの選定理由についても教えてください。

上垣　二〇二一年度の演習は、五グループがそれぞれ一つの聞き取りを作成して行われました。それぞれの聞き取りを並べて見たときに、コロナ禍の「活動基準」を定める大阪大学の担当者と、それにある意味抵抗していたともいえる学生の語りを載せることで、読者にとって読みやすい、わかりやすい構造になるんじゃないかと考えたんですね。対立構造というわけではなく、異なる立場に基づいた対称的なコロナ体験の語りを掲載するという姿勢だったわけです。

第三章について

河野　第三章にはまちかね祭での聞き取りで集めた語りが掲載されたわけですが、そもそもまちかね祭への出展というのはどこから始まったんですか？

上垣　何から始まったかというと、最初は日本学で学祭に出たいっていう僕の野望があったんですよ。二年生の秋のまちかね祭に僕が行った時に、いろんなサークルの人が一年で一番輝いてる瞬間を見て、それをただ見てるだけなのがすごい歯がゆくなったんです。これまでクラブとかサークル単位で学祭に出るっていうことはあったけど、研究室単位ってあまり聞いたことないから、一回やってみたら面白いんじゃないかとも思いました。

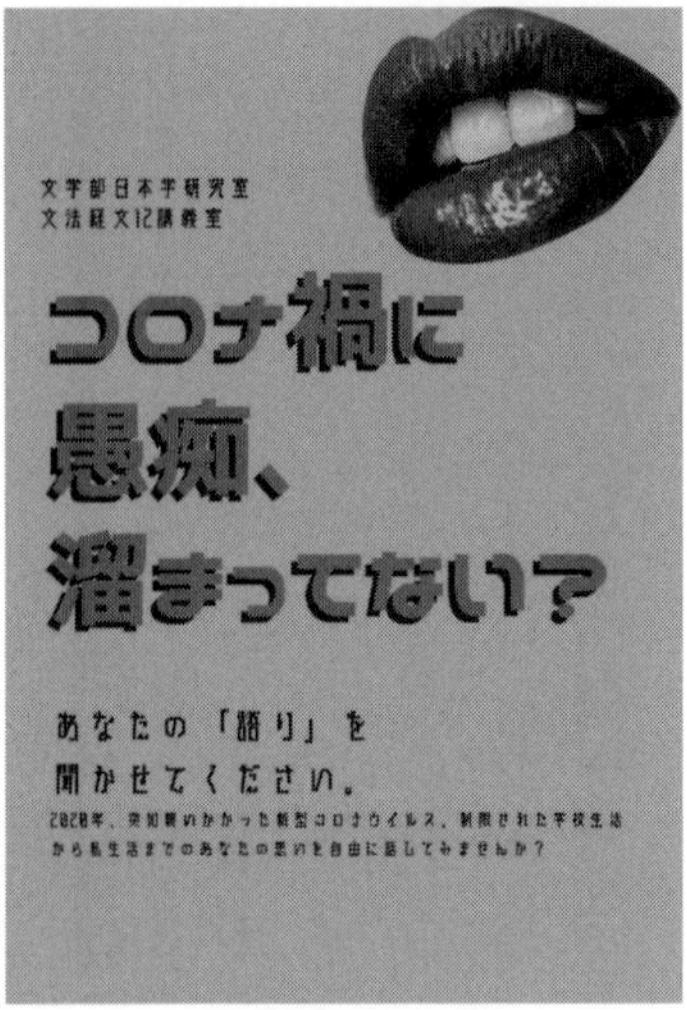

文学部日本学研究室
コロナ禍に
愚痴、
溜まってない？
あなたの「語り」を
聞かせてください。
2020年、突如襲いかかった新型コロナウイルス、制限された学校生活から私生活までのあなたの思いを自由に話してみませんか？

図1　まちかね祭のポスター

河野　まちかね祭での内容が決まった過程について教えてください。

上垣　転機になったのは二〇二一年度演習の発表会の日ですね。板東さん、安岡先生、僕、ことみん（野村）、ようさん（宮本）で机を囲んで打ち合わせを行ったときに、二〇二〇、二〇二一年度の聞き取りに加え、もう一回新しく聞き取りをしていこうかという話になりました。

野村　そうそう。二〇二二年度の万博に関する聞き取りは経験していても、コロナ禍にまつわる語りを聞き取った経験のないメンバーがいるってところで、それもどうかなって。

河野　まちかね祭でのポスターが印象的でしたね。製作者であるちーさん（植村）、振り返ってみてどうですか？

植村　いくつかデザイン案を作ってみて、研究室で話し合ってたんですけど、特にこの案の反応が良かったですね。とにかくポップな印象にしたかったのでビビッドな色使いは元から決めてました。でも、「コロナ禍に愚痴、溜まってない？」っていうキャッチフレーズはみんなの中でもはじめは冗談半分だったと思います。それが結果的にみなさんの目を引くというか、お客さんにも「ちょっと寄ってみようかな」と思っていただけたのかもしれないですね。

上垣　愚痴というところに焦点を当ててくれたことで、より多くの人をブースに呼び寄せることが出来たと思う。ほんとちーさん（植村）に感謝だね。

河野　まちかね祭を通して感じたこと、考えたことはありますか？

松江　等身大での同じ学年の人との出会い、自分に近いなとか重ねちゃう人との出会いが、まちかね祭では印象的でした。言葉にしてくれる人とか、訴えてくれる人がいて、自分も助けとか救いになったなって思うことは多いかもしれないです。

久保　私個人の感想としては、この経験を通して聞き取りの楽しさに目覚めたというか。元々、初対面の人と話すことがそれほど得意ではなくて、初日はちょっとどうしようって思っていたんですけど。でも、やってるうちにめちゃくちゃ楽しくなって、それが思い出です。思ったより人とこんなに簡単に話せるんだって感じられた瞬間。ずっとコロナにマイナスのイメージしかなかったけど、全員にとっての共通言語だと気付いた瞬間というか。初めて、コロナが繋がれる手段になったように思いました。

松江　全員当事者だもんね。

上垣　その視点は確かにすごく重要かもね。分断を生み出しもしたけれども、裏側から見れば、それはその経験で繋がれる可能性も含まれるっていうことだったんだね。

河野　そうやってまちかね祭での聞き取りによって集められたたくさんの語りが、第三章として編集されていったわけですけど、どうやって編集作業が進められたんですか？

野村　みんなで一一月の学祭の書き起こしを完成させるのに二月以降までかかって。それから私が一カ月くらいかけて編集していきました。編集者の板東さんとご相談の上で、二段組みを採用することで、できるだけ多くの人の語りを会話形式で載せられるようにしました。

上垣　その会話から一文を抜き出してタイトルとして掲げたわけやけど、どこからアイデアを得たんですか？

野村　私が『東京の生活史』（岸政彦編、筑摩書房、二〇二一年）を読んで以来、ずっと好きだと思っていた形式からヒントを得ています。語りを無理に要約しないでタイトルをつけるのに良い方法だと思って。ハッシュタグをつけたのは、文脈をキーワードで補足する意味合いと、第一、二章とは違う学生オリジナルの雰囲気を出したかったからですね。

河野　語りの全文を掲載するのではなく、やはり抜き出していくという作業もあったわけですが、抜き出す分量についてはどうやって決めたんですか？

野村　メンバーに自分が聞き取った語りの印象的な部分をピックアップしてもらったので、それをもとに抜き出しました。慎重な作業ではありましたが、迷ったところは色んなパターンをつくってみんなに送る草案にしました。語りの内容もそうですが、第三章の取り組みそのものの面白さとして、色んな人が入れ替わり立ち替わり席にやってきて、色んな話をしてくれたという学祭の風景が伝わればいいなと思っていました。

河野　野村さんが作ってくれた草案をみんなで読み合わせる作業もしましたね。その時の出来事で何か記憶に残っていることはありますか？

上垣「地域」と「地方」の話をしますね。愛媛の野村町の出身の人に、野村町の当時のコロナの感染対策とか、感染した人に対しての周囲の対応とかについて聞いたという語りがあって、その語りにつけられたハッシュタグに関する熱い議論がかわされました。ことみん(野村)は最初「地域でのコロナの受け止め」みたいなハッシュタグにしていたんです。それに対して僕は、「地方」にした方がいいんじゃない?と思ったわけです。どういうことかというと、都市部ではない中山間地域の小さな町で、コロナというものはどういう風に脅威だったのかというのが伝わりやすいかなって。

野村　でも私は、「地方」だと下に見ているニュアンスがあるような気がするから、地域がいいんじゃないかって思ってて。

上垣　激論が交わされた結果、一つのまとまり、コミュニティにおいてという意味で、地域という言葉に落ち着きましたね。

河野　第三章を通して、どんな風に本作りと向き合うようになりましたか？

上垣　第三章っていうのは一番、僕たちのオリジナリティとなる部分ですね。コロナと大学っていう企画になって以降、新たに聞き取ってつくるっていうことをしたわけだから。その過程でやっぱり思ったのは、聞いてそれを記録して世に出すっていう上で、これだけ大変なんだっていうことですね。

草替　全体的にかもしれないけれど、転機になったのが、トークイベント「わたしは思い出す」で。このイベントは、二〇二三年四月七日、緑地公園にあるblackbird booksという本屋さんで『わたしは思い出す―remember―11年間の育児日記を再読して』（remo、二〇二三年）の企画者ＡＨＡ！（Archive for Human Activities）の松本篤さんを迎えて行われたものだったんです。松本さんはなるべく要約せずに載せるっていうのを大事にされてて、「人の人生は要約できるものじゃない」ということをおっしゃっていたんですけど、私たちは要約せざるを得ない状況にあるわけで。その中でどうしていったらいいんだろうっていうのを考えたときに、松本さんの「言葉の端々に宿るものがある」っていう言葉が印象に残りました。私は抜き出すときにどうしてもインパクトのある言葉とか、独特な言い回しとかばかりを抜き出そうとしてたところがあったんだけど、そうじゃないんだなって。それからもう一度文章全体を見直したときに、あ、ここも抜き出す意味あるなみたいな、見え方がとても変わった瞬間だったような気がします。

松江　第三章は、色々な所にお祭り要素が強くて、学祭で聞き取ったこともちろんそうだけど、一日中こもりっきりで会議したりとか、お花見の後に会議したりとか、わちゃわちゃしたことがすごい多かった章だなって思ってて。語り自体も、めまぐるしく人が来て、どんどん聞いていくみたいな、ペースが速いっていう感じが新しいなと感じました。今まで学んできたいわゆるオーラルヒストリーとは違うのかなって思って、だからこそ自信をなくす瞬間もあったんだけど。でもそういうめまぐるしい中で、学生が学祭という場を利用してこの時期にやったからこそ出来たことなのかなって思っています。

野村　準備とか当日のことを思うと、初めてプロジェクトでちゃんと動いて、ちゃんと集まった機会だったなと感じます。特に新しく参加したメンバーとはそうですね。それこそ、ちーさん（植村）とはるなちゃん（久保）とかあゆみん（河野）とかは、ズームでちょっと話したくらいでしっかりと関われていなかったから、準備とかの段階でちらほらと話せるようになりました。当日もみんなが一生懸命やってる感じとかがすごい楽しかったです。編集ってところで言うと、とても難しいなと感じました。そして、一つの編集物が出来て一息っていうと、めちゃくちゃ時間をかけて、めちゃくちゃ遠回りしながらたどり着いたような気がします。そして、一つの編集物が出来て一息っていうときにトークイベントに行ったわけなんですけど、その時お話を聞いて、勇気づけられるものがあったというか、間違ったことやってないなっていうのがわかって。でもそれは多分長い時間をかけて、しっかりしっかり

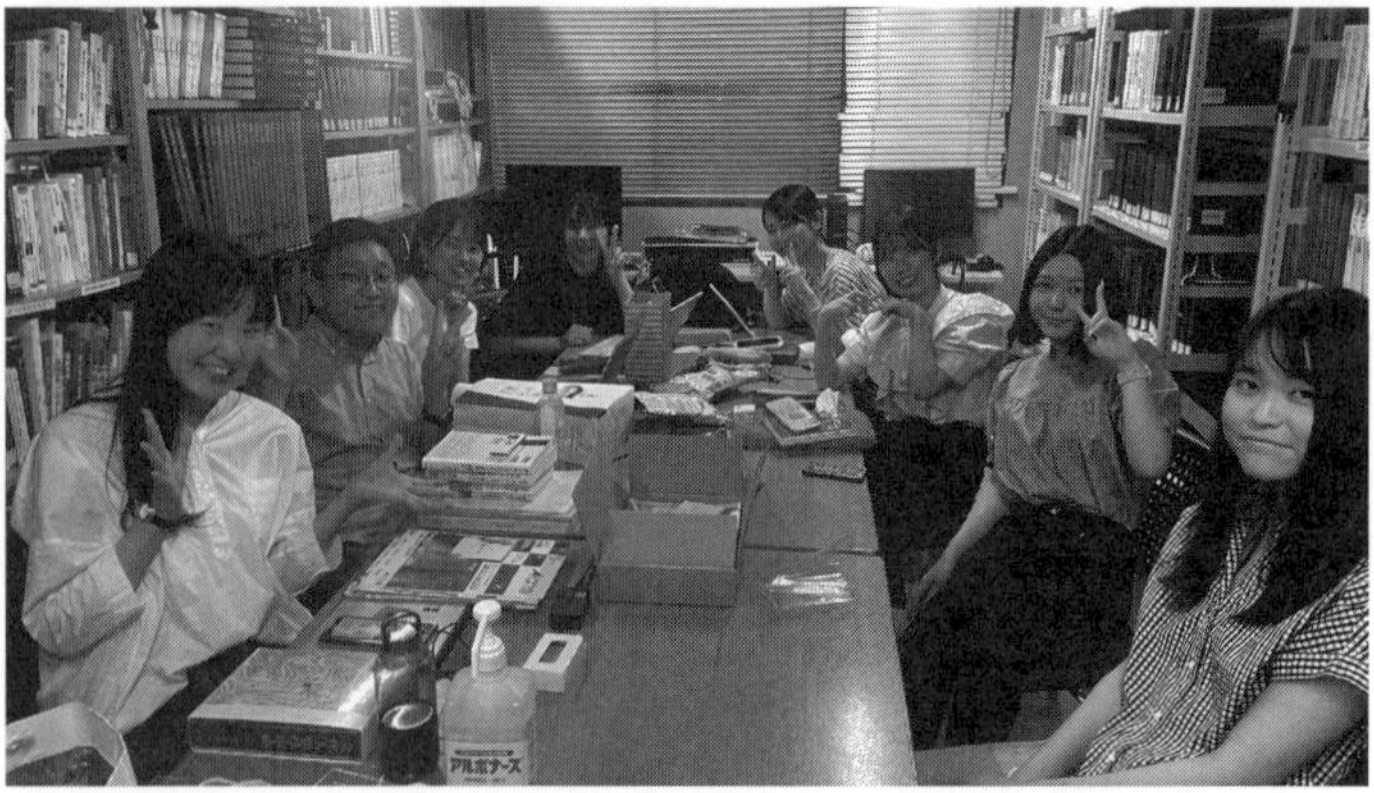

図2　2023年7月7日日本学共同研究室にて。学外での聞き取りの準備に集まったプロジェクトメンバー。

みんながちゃんと考えたから、考え抜いたから、納得できたと思うんです。みんなで時間をかけて遠回りした甲斐があったっていうのは、第三章に関しては思いますね。

（二〇二三年七月七日、七月一〇日、七月二〇日、七月二一日、に行われた座談会をもとに再構成）

プロジェクトメンバーから読者の皆様へ

――聞き取りを通じて、コロナ禍では一人一人が様々な状況に直面し、初めての感情や新しい気付きを得ていたことが分かりました。私自身、コロナに感染して以来、精神的な辛さを感じていましたが、それを周囲の人々に話したり、他の人の話を聞いたりすることで、「自分だけではないんだ」と心が救われることがありました。記録に残すことで、それを見聞きする人に加えて、経験した人自身も当時の出来事や思いを振り返ることができると考えます。読者と、エピソードや感情を声や表情で語り、共有してくださった方々が、この本に盛り込まれた「コロナ禍に生きた経験」を通してつながり、お互いの支えとなることを期待しています。

（石川真衣）

――コロナ禍は、失うことによって成熟することができた時期であるのではないでしょうか。今その時期を振り返ると、「存在したかもしれない」と思われる思い出や、実際コロナ禍でできなかったことへの悔しさが混在して存在しています。例を挙げると、韓国では青春している証である大学生の夜通しのパーティーができなかった点や、制約の下で行われ、幸せよりつらいことが多かったサークル活動とかを思い出します。その点から、コロナ禍の自分は可能性を奪われたような存在だ、という自己憐憫的な目線でみてしまいますね。しかし、人は失う前までは大事さを感じないという認識があるように、その時期があったからこそ、現在の大事さを実感する毎日を過ごせるようになったのではないでしょうか。私は、この本に主に聞き手と語り手の両方の視点から参加しています。その観点から、この本が上記のようなコロナ禍の悔しさと、悔しさの中でも人が大事にしていたものを記録する媒体として、また将来になって、楽しかったことであるかのようにただ振り返るだけではなくて、悲しかったこと、つらかったことにもう一度向き合うときに、そのよりどころになるような、「時代記憶のかけら」として機能すれば、すごく嬉しいだろうと思います。(柳志炫)

――思えば私も、コロナが浮き彫りにした分断やすれちがいに泣きそうになり、それでもふいに人とのつながりに心なぐさめられるような時期がありました。ところが、それらの経験を前向きにとらえ直してしまったいまでは、もうはっきりとは思い出せません。あのときの気持ちは、あのときに聞かれていないといけなかったようです。この本には、人々の「そのとき」しか聞けない声の数々を詰めこみました。一方で、ここに載せられなかった多くの声もあることをご了解ください。聞き取りをしていると、本当の意味で心の内を聞くことなんて、できないのではないかという気持ちがきざすこともあります。しかしそれでも、生身の人どうしがことばを交わしていくことで、その不断の実践によって、その人の内側にあるなにかに触れられるような瞬間もまたあるように感じます。私はいま、聞くことの可能性を信じたいと思っています。取り組みに協力してくださったお一人お一人への感謝とともに、そのときその場で生まれた、いきいきとしたことばの感触が届きますようにという願いをこめて、この本を編みました。(上垣皓太朗)

――私の思いはこの本の企画書をみんなで作っていたときからあまり変わりません。ひとつは苦しさも楽しさも含んだコロナ禍の日々を「忘れたくない」という強い思いと、もうひとつはオーラルヒストリーをより多くの人に知ってほしいという思いです。私は奇しくも、コロナ禍と自分の青春ともいえる時期が重なりました。それゆえの辛さは、この本で様々に語られているとおりです。だからこそ、私は自らの当事者性を活かした聞き取りに、残りの学生生活の活路を見出していました。また、オーラルヒストリーの手法である聞き取りは、コロナ禍で宙ぶらりんになった自分の居場所を再確認させ、人との繋がりを感じさせてくれました。聞き取りする中で、まだ思いを言葉にできず聞くことが叶わなかった人がいました。私たちでは出会えなかった人もいます。ただ、この本が確かな足掛かりとなって、次の誰かにコロナを記録するバトンが繋がることを私は期待しています。(野村琴未)

――大学入学とともに感染を拡大させ色々なものを蹴散らしていった「コロナ」には、個人的に何だか仕返しをしないと気が済まないような思いで、当初はそれがこの本を編む着火剤になっていました。しかし、取り組む過程で「負の感情がおさまる」というゼロ地点を超え、共感できる嬉しさや放っておいてはいけない気付きを与えてもらったことで、私は集まった声が本書によってどう伝わってほしいかと考えを巡らすようになりました。本当に有り難い経験をしました。コロナ禍に起こってきたこと、起こしたことが消えてしまわないように。そして、いつかまたこのようなことが起こったら。ここまでの私たちでは辿り着けなかった語り、まだ言葉になり得ぬ痛み、思えば思うほど世の中に存在する声は数え切れませんが、この本がこれからの生活を営む中で皆様の小さな助けになりますようにと願っています。（松江彩花）

――私たちが経験したコロナ禍は、数年後の歴史の教科書においてどのように記述されるのでしょうか。「二〇二〇年に新型コロナウイルスが世界的に流行し、人々の移動や行動が制限される異例の事態となった。このウイルスは経済や人命に多大なる損害を与えた。」こんな感じでしょうか。私は二〇二〇年、コロナの流行が始まった年に大学に入学しました。授業に部活動にアルバイトに就活、あらゆる場面でコロナの影響を受けてきて、悔しい思いもたくさんしました。そんな身としては、こんなにも短い記述でコロナのことを言い表せてたまるかと強く思います。もっとたくさんの出来事やいろんな感情がそこにはあったはずです。それをまるでなかったかのように忘れ去ってしまいたくはない。人の数だけある経験を少しでも多く、コロナという歴史の一部として残していきたい。この本には、こんな思いをありったけに込めています。（草替春那）

――大学に入学したとき、思い描いていたキャンパスライフはなく、画面越しに講義を受ける日々が始まりました。秋学期には終息しているだろうという期待に反して、自粛を求められる生活は長く続き、大学生だという自覚さえ持てないことに切なさとやるせなさばかりがつのる毎日でした。いま終わろうとしている自分の大学生活を振り返るとき、確かにコロナ禍のことを抜きにして語ることはできません。しかしそれでも、時間の経過とともに、次第に当時の記憶が薄れつつあることに気づかされます。

聞き取りを読むと、コロナ禍のそれぞれの物語に触れるとともに、あの頃の空気感や状況もふと蘇ります。この本を、コロナ禍の大学を振り返るための記録の一つとして形にすることができたこと、そしてオーラルヒストリーとの出会いを通して人との繋がりに恵まれたことを、とても喜ばしく思っています。（宮本陽子）

――高校三年生から大学三年生に至るまで、コロナ禍で学生生活を送ってきました。

あまりにも長い間コロナ禍で学生生活を送っていたので気付いていませんでしたが、私たちはたくさんの尊い瞬間を奪われていたようです。時々、そのことにふと思い至り、無力感に襲われることがあります。ただ、この本を通して私が残したいなと思うのは、コロナ禍の悔しさ、悲しさだけではありません。コロナが無かったら、出会えなかった人がたくさんいたと思います。コロナが無かったら、当然この本は無かったし、共にこのプロジェクトに関わってきた大好きな先輩方や先生、たくさんの語り手の方とは出会うことはありませんでした。この本は、私にとっての「救済」です。全ての瞬間に意味があって、そしてたくさんの素敵な人と関わることができたのだと感じることができます。この本に関わって下さった全ての方に、心から感謝しています。手にとって下さる方にとっても、この本が「救済」となることを願っています。（久保はるな）

――長引くコロナ禍での学生生活を送るなかで、私にとってこのプロジェクトは数少ない大学生同士の繋がりの場でした。そして学祭や共創DAYなどのイベントの際には研究室を飛び出してみなさんのお話を聞くこともできました。この本に収録した語りからは、コロナから受けた影響はみんな同じように見えても、実際には私たちの経験は一人ひとりまったく違うことが分かります。それでもメンバーも語り手も全員がコロナ禍の当事者として共感し共鳴し合いながらこの本を作り上げてきたのだと思います。新型コロナウイルス感染症が5類感染症へと移行し、これからはコロナ禍を「振り返る」時期へと変わっていくことでしょう。この区切りのタイミングでコロナ禍の経験を言葉に残す私たちの営みが、このように形に残ることがとても嬉しいです。（植村円）

――本当に偶然先輩に声をかけていただき、このプロジェクトに参加させていただけたことは僕の大学生活の中でも大きな幸運だったと思います。他の皆さんほど主体的にかかわったわけではなく、ただ聞き取りのお手伝いをさせてもらっただけなのですが、それでも他の人の話を聞きとる作業はとても有意義な時間でした。こうして残った皆さんの記憶が、のちの時代に残る記録として、そしてこのコロナの時代を経験した人たちの共有の媒体となればと思います。（山内聡太）

――コロナという未知は、私たちの在り方そのものを大きく変えてしまったと思います。この数年で、「新しい生活様式」が確立されました。生活環境を変えなければならない人たちがいました。譲れないものを譲らねばならない人がいました。この本は、その変化の渦中にあった人たちの祈りの結晶です。自分はそれほど多く関わることが出来たわけではないですが、それらの祈りを残そうとした人たちの努力を間近で見てきました。それは、コロナによって生まれた結束を表しているようで、とても眩しいものでした。僕は、この本に関わった人、そして、コロナに自分なりに立ち向かい、共存という道を選んだ全ての人に敬意を表したいです。（江守稔仁）

――新型コロナウイルスが生活を大きく侵食してしまう経験をした私にとって、このプロジェクトに参加することは大きな意味がありました。今しか聞けない生の言葉がたくさん詰まった、後世を生きる方々にも読んで頂きたい本になったと感じています。（山口詩織）

――授業で知り合った日本学の人達との縁を終わらせたくない、その気持ちで最初は参加していました。余談にはなりますが、この「おわりに」を企画したのは、熱い思いを持った素敵な大学生が本づくりに携わっているということをお伝えしたかったからでもあります。加えて、編集を進める中で次第に使命感のようなものも生まれてきました。それは恐らく、コロナがひとりひとりの人生に確実に影響を与えたのだというその重みが、ひしひしと伝わってきたからだと思います。その重みを受け止めて形に残すというこの取り組みは、私が大学生活をかけてやりたい、そしてやるべきことだと考えるようになりました。読者の方の中には、この本を読んでいて当時の様子を思い出し、複雑な気持ちになる方もいらっしゃるかもしれません。そのような時は、そっとこの本を閉じてくださいね。ただ、この本を通じてコロナ禍に生活していた人々の存在を感じ取り、一人ではないと感じて頂けるようなことがあるとしたら、私は本づくりに携わることが出来て良かったと心の底から思うのでしょう。（河野歩実）

関連年表

	日本国内・世界の情勢	大阪大学の状況
二〇二〇年一月一六日	日本国内で新型コロナ感染者初確認	
二三日	中国武漢で都市封鎖	
二七日		大阪大学より新型コロナウィルスへの対応の第一報
三〇日	内閣総理大臣を本部長とする新型コロナウイルス感染症対策本部の設置	
	WHO「国際的に懸念される公衆衛生上の緊急事態」を宣言	
二月二七日	全国一律休校要請	
三月四日		二〇一九年度卒業式の実施形態変更
九日		二〇二〇年度入学式の見送り発表
一九日		二〇二〇年度いちょう祭中止
二三日	米国からの入国制限	

二四日	東京オリンピック・パラリンピックの延期決定	
四月三日	入国拒否の国と地域拡大	
七日	特別措置法に基づく緊急事態宣言(1) 発令（～五月六日） 大阪の発令期間	
八日		大阪大学活動基準の発表（「特別措置法に基づく緊急事態宣言への対応について」https://www.osaka-u.ac.jp/ja/news/topics/2020/04/0801）
一六日	緊急事態宣言(1) の対象を全国へ拡大	
五月五日	大阪府が「大阪モデル」を作成	
七日	緊急事態宣言(1) 延長（～五月三一日）	
一四日	緊急事態宣言(1) 一部解除	
二一日	緊急事態宣言(1) 一部解除	
二五日	緊急事態宣言(1) 解除	二〇二〇年度文化交流史演習の聞き取り実施期間（第一章）
六月一日		昼休みが混雑緩和のため六〇分から九〇分に延長
一九日	都道府県をまたぐ移動自粛要請が全国で緩和	

一一月一一日		二〇二〇年度まちかね祭延期
一二月二八日	全ての国、地域からの新規入国一時停止	
二〇二一年一月八日	緊急事態宣言(2) 発令(~二月七日)	
一四日	緊急事態宣言(2) 範囲拡大、外国人の入国を全面停止	
一六日		二〇二〇年度まちかね祭中止
二月八日	緊急事態宣言(2) 一部解除・延長(~三月七日)	
三月一日	緊急事態宣言(2) 一部解除	
八日	緊急事態宣言(2) 再延長(~三月二一日)	
二二日	緊急事態宣言(2) 解除	
二四日		卒業式・大学院学位記授与式を大阪城ホールで開催
四月五日	まん延防止等重点措置が初めて適用開始(対象は大阪、兵庫、宮城)	
六日		二〇二一年度三年度の合同入学式を大阪城ホールで開催

一五日		二〇二一年度いちょう祭、オンライン企画のみの開催に変更
二五日	緊急事態宣言(3) 発令(〜五月一一日)	
五月一二日	緊急事態宣言(3) 延長・範囲拡大(〜五月三一日)	
一六日	緊急事態宣言(3) 範囲拡大	
二三日	緊急事態宣言(3) 一部延長・範囲拡大(〜六月二〇日)	
六月一日	緊急事態宣言(3) 一部延長(〜六月二〇日)	二〇二一年度文化交流史演習の聞き取り実施期間(第二章)
二一日	緊急事態宣言(3) 一部延長(沖縄のみ、〜七月一一日)	
七月一二日	緊急事態宣言(4) 沖縄と東京都(〜八月二二日)	
二三日	東京オリンピック開催	
八月二日	緊急事態宣言(4)・まん延防止等重点措置一部延長・範囲拡大(〜八月三一日)	

二〇日	緊急事態宣言（4）一部延長・範囲拡大（〜九月一二日）	
二四日	東京パラリンピック開催	
二七日	緊急事態宣言（4）範囲拡大	
九月一三日	緊急事態宣言（4）一部延長・範囲拡大（〜九月三〇日）	
三〇日	緊急事態宣言（4）・まん延防止等重点措置全面解除	
一一月五〜七日		二〇二一年度まちかね祭、二年ぶりに開催
二〇二二年一月九日	まん延防止等重点措置、一部で適用再開（順次対策地域拡大）	
二八日	濃厚接触者の待機期間、一〇日間から七日間に短縮	
三一日	自衛隊によるワクチン大規模接種が東京で開始	
二月三日	同居家族の濃厚接触者待機期間、一〇日間から七日間に短縮	

七日	自衛隊によるワクチン大規模接種が大阪でも開始	
三月二一日	まん延防止等重点措置、全国で適用終了	
五月三～四日		二〇二二年度いちょう祭開催
一一月四～六日		二〇二二年度まちかね祭で聞き取りを実施（第三章）
二〇二三年一月		
四月二九日	入国者のワクチン接種の証明書などの提出が不要	
五月五日	WHO「国際的に懸念される公衆衛生上の緊急事態」の宣言の終了	
八日	新型コロナウイルスの感染症法上の位置づけが「5類」に移行	
七月八日		大阪大学共創DAY@EXPOCITY 2023に出展。聞き取りを実施

著者略歴

安岡健一（やすおか・けんいち）
一九七九年生まれ。神戸市出身。大阪大学大学院人文学研究科准教授、飯田市歴史研究所顧問研究員。
専門　日本近現代史
学位　農学（京都大学博士）
著書・論文　『「他者」たちの農業史―在日朝鮮人・疎開者・開拓農民・海外移民』京都大学学術出版会、二〇一四年。「聞き取り／オーラルヒストリー」岩城卓二ほか編『論点・日本史学』ミネルヴァ書房、二〇二二年。中村春菜、澤岻大佑、福山樹里との共著に「「語り」を残し、使うために：沖縄県・久場崎の戦後引揚プロジェクトを事例に」『日本オーラル・ヒストリー研究』一八号、二〇二二年。
オーラルヒストリーの保存と活用のため、日本オーラル・ヒストリー学会ほかで活動している。

「コロナと大学」プロジェクト

松江彩花（まつえ・あやか）
二〇〇〇年生まれ。大阪府枚方市出身。大阪大学文学部日本学専修四年生。

上垣皓太朗（うえがき・こうたろう）
二〇〇一年生まれ。兵庫県西宮市出身。大阪大学文学部日本学専修四年生。

野村琴未（のむら・ことみ）
二〇〇二年生まれ。大阪府八尾市出身。大阪大学文学部日本学専修四年生。

草替春那（くさかえ・はるな）
二〇〇二年生まれ。岡山県岡山市出身。大阪大学文学部日本学専修四年生。

宮本陽子（みやもと・ようこ）
二〇〇〇年生まれ。兵庫県神戸市出身。大阪大学文学部美術史学専修四年生。

久保はるな（くぼ・はるな）
二〇〇二年生まれ。滋賀県草津市出身。大阪大学文学部日本学専修三年生。

河野歩実（かわの・あゆみ）
二〇〇二年生まれ。宮崎県日向市出身。大阪大学文学部倫理学専修三年生。

植村円（うえむら・まどか）
二〇〇二年生まれ。福岡県行橋市出身。大阪大学文学部日本学専修三年生。

山内聡太（やまうち・そうた）
二〇〇二年生まれ。広島県東広島市出身。大阪大学文学部日本学専修三年生。

江守稔仁（えもり・なると）
二〇〇三年生まれ。大阪府枚方市出身。大阪大学文学部日本学専修三年生。

山口詩織（やまぐち・しおり）
二〇〇二年生まれ。滋賀県東近江市出身。大阪大学文学部日本学専修三年生。

石川真衣（いしかわ・まい）
二〇〇一年生まれ。静岡県静岡市出身。大阪大学文学部日本学専修二〇二二年度卒。

柳志炫（ゆ・じひょん）
二〇〇一年生まれ。大韓民国ソウル市出身。大阪大学文学部日本学専修二〇二二年度卒。

阪大リーブル 77

コロナ禍の声を聞く

大学生とオーラルヒストリーの出会い

発 行 日　2023年11月3日　初版第1刷　〔検印廃止〕

監 修 者　安岡健一

編 者　大阪大学日本学専修「コロナと大学」プロジェクト

発 行 所　大阪大学出版会
代表者　三成賢次
〒565-0871
大阪府吹田市山田丘2-7　大阪大学ウエストフロント
電話：06-6877-1614（直通）　FAX：06-6877-1617
URL　https://www.osaka-up.or.jp
カバーデザイン　谷脇栗太

印刷・製本　株式会社シナノパブリッシングプレス

ISBN 978-4-87259-646-5　C1336

HANDAI Live

阪大リーブル

- 001 ピアノはいつピアノになったか？ 〈付録CD「歴史的ピアノの音」〉 伊東信宏 編 定価 本体1700円+税
- 002 日本文学 二重の顔 〈成る〉ことの詩学へ 荒木浩 著 定価 本体2000円+税
- 003 超高齢社会は高齢者が支える 年齢差別《エイジズム》を超えて創造的老い《プロダクティブエイジング》へ 藤田綾子 著 定価 本体1600円+税
- 004 ドイツ文化史への招待 芸術と社会のあいだ 三谷研爾 編 定価 本体2000円+税
- 005 猫に紅茶を 生活に刻まれたオーストラリアの歴史 藤川隆男 著 定価 本体1700円+税
- 006 失われた風景を求めて 災害と復興、そして景観 鳴海邦碩・小浦久子 著 定価 本体1800円+税
- 007 医学がヒーローであった頃 ポリオとの闘いにみるアメリカと日本 小野啓郎 著 定価 本体1700円+税
- 008 歴史学のフロンティア 地域から問い直す国民国家史観 秋田茂・桃木至朗 編 定価 本体2000円+税
- 009 懐徳堂 墨の道 印の宇宙 懐徳堂の美と学問 湯浅邦弘 著 定価 本体1700円+税
- 010 ロシア 祈りの大地 津久井定雄・有宗昌子 編 定価 本体2100円+税
- 011 懐徳堂 江戸時代の親孝行 湯浅邦弘 編著 定価 本体1800円+税
- 012 能苑逍遥(上) 世阿弥を歩く 天野文雄 著 定価 本体2100円+税
- 013 わかる歴史・面白い歴史・役に立つ歴史 歴史学と歴史教育の再生をめざして 桃木至朗 著 定価 本体2000円+税
- 014 芸術と福祉 アーティストとしての人間 藤田治彦 編 定価 本体2200円+税
- 015 主婦になったパリのブルジョワ女性たち 一〇〇年前の新聞・雑誌から読み解く 松田祐子 著 定価 本体2100円+税
- 016 医療技術と器具の社会史 聴診器と顕微鏡をめぐる文化 山中浩司 著 定価 本体2200円+税
- 017 能苑逍遥(中) 能という演劇を歩く 天野文雄 著 定価 本体2100円+税
- 018 太陽光が育くむ地球のエネルギー 光合成から光発電へ 濱川圭弘・太和田善久 編著 定価 本体1600円+税
- 019 能苑逍遥(下) 能の歴史を歩く 天野文雄 著 定価 本体2100円+税
- 020 懐徳堂 市民大学の誕生 大坂学問所懐徳堂の再興 竹田健二 著 定価 本体2000円+税
- 021 古代語の謎を解く 蜂矢真郷 著 定価 本体2300円+税
- 022 地球人として誇れる日本をめざして 日米関係からの洞察と提言 松田武 著 定価 本体1800円+税
- 023 フランス表象文化史 美のモニュメント 和田章男 著 定価 本体2000円+税
- 024 懐徳堂 漢学と洋学 伝統と新知識のはざまで 岸田知子 著 定価 本体1700円+税
- 025 ベルリン・歴史の旅 都市空間に刻まれた変容の歴史 平田達治 著 定価 本体2200円+税
- 026 下痢、ストレスは腸にくる 石蔵文信 著 定価 本体1300円+税
- 027 セルフメディケーションのための くすりの話 那須正夫 著 定価 本体1100円+税
- 028 格差をこえる学校づくり 関西の挑戦 志水宏吉 編 定価 本体2000円+税
- 029 リン資源枯渇危機とはなにか リンはいのちの元素 大竹久夫 編著 定価 本体1700円+税
- 030 実況《ライブ》・料理生物学 小倉明彦 著 定価 本体1700円+税

- 031 **夫源病** こんなアタシに誰がした 石蔵文信 著 定価 本体1300円+税
- 032 **ああ、誰がシャガールを理解したでしょうか？** CD付 二つの世界間を生き延びたイディッシュ文化の末裔 圀府寺司 編著 定価 本体2000円+税
- 033 懐徳堂 **懐徳堂ゆかりの絵画** 奥平俊六 編著 定価 本体2000円+税
- 034 **試練と成熟** 自己変容の哲学 中岡成文 著 定価 本体1900円+税
- 035 **ひとり親家庭を支援するために** その現実から支援策を学ぶ 神原文子 編著 定価 本体1900円+税
- 036 **知財インテリジェンス** 知識経済社会を生き抜く基本教養 玉井誠一郎 著 定価 本体2000円+税
- 037 **幕末鼓笛隊** 土着化する西洋音楽 奥中康人 著 定価 本体1900円+税
- 038 **ヨーゼフ・ラスカと宝塚交響楽団** （付録ＣＤ「ヨーゼフ・ラスカの音楽」） 根岸一美 著 定価 本体2000円+税
- 039 **上田秋成** 絆としての文芸 飯倉洋一 著 定価 本体2000円+税
- 040 **フランス児童文学のファンタジー** 石澤小枝子・高岡厚子・竹田順子 著 定価 本体2200円+税

- 041 **東アジア新世紀** リゾーム型システムの生成 河森正人 著 定価 本体1900円+税
- 042 **芸術と脳** 絵画と文学、時間と空間の脳科学 近藤寿人 編 定価 本体2200円+税
- 043 **グローバル社会のコミュニティ防災** 多文化共生のさきに 吉富志津代 著 定価 本体1700円+税
- 044 **グローバルヒストリーと帝国** 秋田茂・桃木至朗 編 定価 本体2100円+税
- 045 **屏風をひらくとき** どこからでも読める日本絵画史入門 奥平俊六 著 定価 本体2100円+税
- 046 **アメリカ文化のサプリメント** 多面国家のイメージと現実 森岡裕一 著 定価 本体2100円+税
- 047 **ヘラクレスは繰り返し現われる** 夢と不安のギリシア神話 内田次信 著 定価 本体1800円+税
- 048 **アーカイブ・ボランティア** 国内の被災地で、そして海外の難民資料を 大西 愛 編 定価 本体1700円+税
- 049 **サッカーボールひとつで社会を変える** スポーツを通じた社会開発の現場から 岡田千あき 著 定価 本体2000円+税
- 050 **女たちの満洲** 多民族空間を生きて 生田美智子 編 定価 本体2100円+税

- 051 **隕石でわかる宇宙惑星科学** 松田准一 著 定価 本体1600円+税
- 052 **むかしの家に学ぶ** 登録文化財からの発信 畑田耕一 編著 定価 本体1600円+税
- 053 **奇想天外だから史実** 天神伝承を読み解く 髙島幸次 著 定価 本体1800円+税
- 054 **とまどう男たち―生き方編** 伊藤公雄・山中浩司 編著 定価 本体1600円+税
- 055 **とまどう男たち―死に方編** 大村英昭・山中浩司 編著 定価 本体1500円+税
- 056 **グローバルヒストリーと戦争** 秋田茂・桃木至朗 編著 定価 本体2300円+税
- 057 **世阿弥を学び、世阿弥に学ぶ** 大槻文藏監修 天野文雄 編集 定価 本体2300円+税
- 058 **古代語の謎を解く Ⅱ** 蜂矢真郷 著 定価 本体2100円+税
- 059 **地震・火山や生物でわかる地球の科学** 松田准一 著 定価 本体1600円+税
- 060 **こう読めば面白い！ フランス流日本文学** ―子規から太宰まで― 柏木隆雄 著 定価 本体2100円+税

- 061 **歯周病なんか怖くない** 歯学部教授が書いたやさしい歯と歯ぐきの本　村上伸也 編　定価 本体1300円+税
- 062 **みんなの体をまもる免疫学のはなし** 対話で学ぶ役立つ講義　坂野上淳 著　定価 本体1600円+税
- 063 **フランスの歌いつがれる子ども歌**　石澤小枝子・高岡厚子・竹田順子 著　定価 本体1800円+税
- 064 **黄砂の越境マネジメント** 黄土・植林・援助を問いなおす　深尾葉子 著　定価 本体2300円+税
- 065 **古墳時代に魅せられて**　都出比呂志 著　定価 本体1700円+税
- 066 **「羅生門」の世界と芥川文学**　清水康次 著　定価 本体2000円+税
- 067 **心と身体のあいだ** ユング派の類心的イマジネーションが開く視界《ヴィジョン》　老松克博 著　定価 本体1900円+税
- 068 **日本を彩る香りの記憶**　内野 花 著　定価 本体1600円+税
- 069 **ほんとうのトコロ、認知症ってなに?**　山川みやえ・土岐 博・佐藤眞一 著　定価 本体1600円+税
- 070 **公文書をアーカイブする** 事実は記録されている　小川千代子・菅真城・大西愛 編著　定価 本体1800円+税
- 071 **小説家、織田作之助**　斎藤理生 著　定価 本体2300円+税
- 072 **グローバルヒストリーから考える新しい大学歴史教育** 日本史と世界史のあいだで　秋田茂・桃木至朗 編著　定価 本体2300円+税
- 073 **スポーツで蒔く平和の種** 紛争・難民・平和構築　岡田千あき 編著　定価 本体1800円+税
- 074 **漢方がみちびく心と体のレジリエンス(回復力)**　萩原圭祐 著　定価 本体1600円+税
- 075 **東日本大震災と災害ボランティア**　渥美公秀・貫牛利一 編　定価 本体2200円+税
- 076 **アーカイブズとアーキビスト**　大阪大学アーカイブズ 編　定価 本体1900円+税

(四六判並製カバー装。定価は本体価格+税。以下続刊)

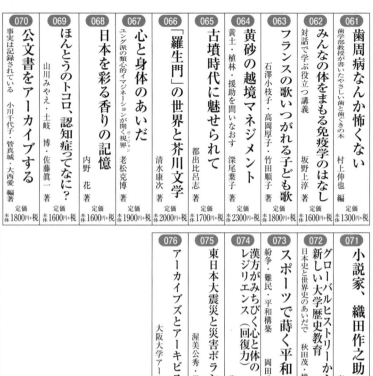